WUNDHEILUNGSPROBLEME

VON

PROF. DR. MED. WERNER BLOCK

CHEFARZT DER CHIRURGISCHEN ABTEILUNG
DES ST. GERTRAUDEN-KRANKENHAUSES
BERLIN-WILMERSDORF

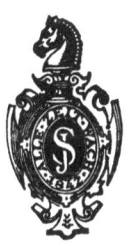

SPRINGER-VERLAG

BERLIN · GÖTTINGEN · HEIDELBERG

1959

ISBN-13: 978-3-540-02368-5   e-ISBN-13: 978-3-642-88729-1
DOI: 10.1007/978-3-642-88729-1

Alle Rechte, insbesondere das der Übersetzung in fremde Sprachen, vorbehalten

Ohne ausdrückliche Genehmigung des Verlages ist es auch nicht gestattet, dieses Buch oder Teile daraus auf photomechanischem Wege (Photokopie, Mikrokopie) zu vervielfältigen

© by Springer-Verlag oHG. Berlin · Göttingen · Heidelberg 1959

Die Wiedergabe von Gebrauchsnamen, Handelsnamen, Warenbezeichnungen usw. in diesem Werk berechtigt auch ohne besondere Kennzeichnung nicht zu der Annahme, daß solche Namen im Sinn der Warenzeichen- und Markenschutz-Gesetzgebung als frei zu betrachten wären und daher von jedermann benutzt werden dürfen

Vorwort

Die vorliegende Schrift ist als klinische Studie zu werten. Beobachtungen am Krankenbett gaben die Veranlassung, nach Gründen für eine in den letzten Jahren häufiger eingetretene besondere Art von Wundheilungsstörungen, nämlich von Wunddehiscenzen nach Laparotomien, zu suchen. So kam eine intensivere Beschäftigung mit den Wundheilungsproblemen überhaupt zustande. Im Anschluß an mein Referat auf dem Deutschen Chirurgenkongreß 1958 entstandener Meinungsaustausch mit einigen Kollegen, die nunmehr gleiche Beobachtungen ebenfalls machten, war dann der Grund für mich, die meinem Referat zugrundeliegenden ausgiebigen Studien zusammenzufassen und mitsamt der verstreuten Literatur Interessenten zugänglich zu machen. Der Springer-Verlag kam meinen Wünschen bereitwillig entgegen, und ich möchte ihm dafür herzlichen Dank sagen.

Nicht Tatsachen zu bringen — außer den rein klinischen Daten —, sondern die Problematik des Fragenkomplexes unter heutigen Aspekten aufzuzeigen und damit zu weiterem Beobachten und Forschen anzuregen, war meine Absicht.

Berlin, im Dezember 1958

WERNER BLOCK

Inhaltsverzeichnis

I. Einleitung 1

II. Begriffsbestimmung und Statistik 1
   1. „Aseptische" Wundheilung und Wundinfektion 1
   2. Wunddehiscenzen 2
      a) Eigene Zahlen über Wunddehiscenzen nach Laparotomien 3
      b) Klinische Erscheinungen der Wunddehiscenz 4
      c) Prüfung der Wundheilung 5

III. Normale Wundheilung 5
   1. Physiologische Bedingungen 6
      a) Wundstoffwechsel 6
      b) Allgemeinreaktionen durch die Wunde und Beeinflussung der Wunde durch den Allgemeinzustand 6
         α) Eiweißhaushalt 7
         β) Wasserhaushalt 8
         γ) Allgemeineinflüsse 8
      c) Hormone 9
         α) Wundhormone 10
      d) Vitamine 10
   2. Morphologie der Wundheilung 11
      a) Zellen und Grundsubstanz und ihre Chemie 12

IV. Wundheilungsstörungen 14
   1. Wunddehiscenzen 14
      a) Zeitliches Auftreten 14
      b) Verhalten der verschiedenen Keimblattabkömmlinge 14
      c) Modellfall der Rectum-Sigma- und Coloncarcinomoperationen aus eigener Klinik 17
   2. Ursachen der Wundheilungsstörungen 19
      a) Betäubungsverfahren 19
      b) Curare und synthetische Muskelrelaxantien 20
      c) Mittel zur „potenzierten Narkose", insbesondere Phenothiazine . . . 21
         α) Veränderungen im Eiweißhaushalt 25
         β) Einfluß auf Hypophysenvorderlappen und Nebennierenrinde 26
         γ) Vegetatives Nervensystem 28
      d) Noxine 30
      e) Allgemeinreaktionen und intermediärer Stoffwechsel 31
      f) Thrombo-Embolie-Problem 31
         α) Fibrin 33

g) Sulfonamide. 33
h) Antibiotica 34
i) Technische Belange 41
k) Elektrothermische Schädigungen 41
l) Talkumschäden 42
m) Andere Ursachen der Wundstörung 42
3. Seltenere Formen der Wunddehiscenz 42
4. Therapie bei Wunddehiscenzen 43
   a) Operative Maßnahmen 43
   b) ,,Prophlogistische" Mittel 44
5. Sterblichkeit nach Dehiscenz der Bauchdeckenwunde 45
V. Schlußbemerkungen 46
VI. Literaturverzeichnis 46

I. Einleitung

Die Bestrebungen der Chirurgie um eine störungslose Wundheilung sind alt. Den ganzen Weg nachzuzeichnen, hieße eine Geschichte der Chirurgie schreiben. Als Marksteine der letzten hundert Jahre sind anzusprechen: die Forderung der Händedesinfektion durch SEMMELWEISS; der Karbolspray LISTERs noch vor der bakteriologischen Ära unter dem bis heute nachwirkenden Eindruck der Entdeckungen PASTEURs und KOCHs, die zur Entwicklung von der Antisepsis zur Asepsis führten und die an die Namen NEUBER, SCHIMMELBUSCH, v. BERGMANN geknüpft sind; die folgerichtige Umsetzung der Erkenntnisse in die chirurgische Wundbehandlung durch die sogenannte primäre Wundausschneidung von FRIEDRICH; die Versuche einer Tiefenantisepsis durch MORGENROTH und KLAPP; die prophylaktische Auswertung der epochalen Entdeckungen der Sulfonamide durch DOMAGK, der Antibiotica, und zwar zunächst des Penicillins, durch FLEMING. Und heute, wo wir schon dem Ziele der störungslosen Wundheilung nahe zu sein glaubten, müssen wir erkennen, daß gerade diese neuen Mittel, insbesondere bei der Infektionsprophylaxe und bei der neuzeitigen Narkose, sich unter Umständen sogar als Danaergeschenk herausstellen können. In der Wundheilung sind durch sie ganz neue Probleme aufgetaucht und alte in ein anderes Licht gerückt worden. Diese Probleme liegen im *„Zwischenbereich" von primärer Heilung und Wundinfektion*. Ihnen nachzuspüren und zu ihrer Klärung beizutragen, betrachte ich als die Aufgabe dieser Abhandlung, die ich auszugsweise meinem Referat auf dem Chirurgenkongreß 1958 zugrunde gelegt habe.

Nach wie vor bleibt *die aktuellste aller Fragen bei Wundheilungsstörungen die nach der Vorbeugung und Behandlung der Wundinfektion*, die ich aber gar nicht in den Kreis meiner Betrachtungen ziehen möchte, zumal sie in den letzten Jahren verschiedentlich im deutschen Schrifttum zur Sprache gekommen sind, vor allem in den großen Referaten von DOMAGK und von v. REDWITZ auf dem Deutschen Chirurgenkongreß 1949 und von FUSS 1955 sowie in den bekannten größeren Arbeiten von BÖHLER und BÜRKLE DE LA CAMP. Aber auch dann noch bleibt der Problemkreis in dem „Zwischenbereich" so groß, daß ich nur einige Sektoren daraus einer näheren Betrachtung unterziehen kann. Ich möchte darum mein Thema noch weiter so abgrenzen, daß ich nur von *Störungen der sogenannten aseptischen Operationswundheilung* sprechen und Fragen erörtern will, die zur Zeit wissenschaftlich am meisten diskutiert werden.

II. Begriffsbestimmung und Statistik

1. „Aseptische" Wundheilung und Wundinfektion

Zunächst einmal kommt es darauf an, die Grenzen der „aseptischen Wundheilung" abzustecken. v. SEEMEN hat in der Diskussion auf dem Chirurgenkongreß 1955 durch Gegenüberstellung der Einteilung der Wundheilung nach

Lexer und Böhler einige grundsätzliche Unterschiede in der Auffassung aufgezeigt. Ich möchte mich der Lexerschen Auffassung anschließen und unter „primärer Heilung" nur die Heilung ohne eitrige Infektion, ohne Nekrose, ohne Bluterguß, ohne Gewebslücke bei klinisch reaktionslosem und aseptischem Verlauf verstehen. Alles andere sind Wundheilungsstörungen, auch Stichkanalentzündungen, wenn die Wunde selbst p. p. geheilt ist, auch Wundrandnekrosen, desgleichen sekundäre Infektionen. Eine andere Auffassung erinnert mich an meine Assistentenzeit, wo bei einer internen Vergleichsstatistik einer der Mitassistenten diese Fälle als „p.p.p. = praktisch per primam" geheilt mit eingerechnet hatte.

Nur wenige *Statistiken* vertragen eine ernsthafte Kritik. Den strengsten Maßstab hat wohl Fuss bei seiner Bewertung einer Statistik angelegt. Auf Grund großer zum Teil internationaler Sammelstatistiken errechneten z. B. Mikulicz mit 6%, Kirschner mit 6,8%, v. Redwitz mit 6,4% und Ollinger mit 6,07% Wundstörungen bei aseptischen Operationen einen Hundertsatz, der je nach der Art der Operationen wohl recht unterschiedlich sein kann, doch im Durchschnitt wohl schwerlich zu unterbieten sein dürfte. Hiervon entfällt die überwiegende Mehrzahl auf *Wundinfektionen*, die hier ja nicht mit abgehandelt werden sollen. Eine weitere Einschränkung erfährt der Wert vieler Statistiken dadurch, daß zu sehr verschiedenartiges Material miteinander verglichen wird. So können Erfolgsstatistiken über die Heilung von versorgten Gelegenheitswunden nicht ohne weiteres mit solchen über die Heilung von Laparotomiewunden in Vergleich gesetzt werden, die durchweg als mehr oder minder infektionsgefährdet angesehen werden müssen. Ja, auch bei den Gelegenheitswunden müßte immer unterschieden werden, ob sie aus Verkehrsunfällen oder aus Spezialbetrieben, wie z. B. dem Bergbau, stammen. Von großem Interesse ist die auf Grund großer Zahlenreihen belegte überraschende Erfahrungstatsache (v. Redwitz, Fuss), daß auch die Einführung der Sulfonamide und Antibiotica in die Prophylaxe keine entscheidende Wendung zur Verbesserung der Ergebnisse hat bringen können. Über den Wert dieser Mittel als Therapeutica bei eingetretener Infektion soll damit an dieser Stelle kein Urteil abgegeben werden.

2. Wunddehiscenzen

Übler noch in ihren akuten Erscheinungen und Folgen als die Wundinfektion ist die glücklicherweise allerdings viel seltenere *Wunddehiscenz*, vor allem nach Laparatomien. Ich habe sie auf dem Chirurgenkongreß 1958 unter bestimmtem Blickwinkel in den Mittelpunkt meines Referates gerückt. In dieser Schrift will ich der Ätiologie dieser Wundkomplikation etwas weiter nachgehen, weil ich mich dort aus verständlichen Gründen kurz fassen mußte.

Die erste Mitteilung über *Wunddehiscenzen* brachte Madelung (1905) in einer Sammelstatistik über 157 Fälle. Es folgen dann größere Berichte von Sokolov (1932) über 723 Fälle, von Jenkins (1937) aus der amerikanischen und europäischen Literatur über 1294 Fälle, weiter u. a. von Mayo (1951) über 146 eigene Fälle aus 25 Jahren. Hofstätter hat die Zahlen dann bis zum Erscheinen seiner Monographie „Das Aufplatzen frischer Laparotomiewunden" (1952) vervollständigt. Auf seine Schrift möchte ich alle Interessenten ausdrücklich hinweisen, weil sie erschöpfend alles bis etwa 1950 hierüber Bekannte bringt, und mich mit diesem Hinweis von vornherein bei allen denen entschuldigen, die hier von mir vielleicht mehr erwarten. Aber ich sehe nicht ein, daß ich nur mit anderen Worten wiederhole, was HOFSTÄTTER bereits gesagt hat; ich möchte hingegen im wesentlichen seitdem aufgetauchte neue Probleme zur Debatte stellen.

Die Angaben in den einzelnen Veröffentlichungen sind meist so ungenau, daß eine prozentuale Errechnung der *Häufigkeit von Wunddehiscenzen* nach Laparotomien aus der Literatur nahezu unmöglich ist. Insbesondere sind die Beziehungen zu der Gesamtzahl der Laparotomien meist nicht berücksichtigt. Es ist darum kein Wunder, wenn im Weltschrifttum die Wunddehiscenzen in der großen Breite von 0,03—9,0% aller Laparotomien angegeben werden. BUDICH errechnete aus den zu verwertenden Angaben einen Durchschnitt von 1,75%, HARTZELL, WINFIELD und IRVIN einen solchen von 1,5%. SOKOLOV „schätzt" auf Grund seiner Sammelstatistik die Zahlen der „bei den größeren verantwortungsvolleren Laparotomien" vorkommenden Fälle auf 2 bis 3%; die Zahl sei aber sicher weit größer als allgemein angenommen werde. HESSELTINE, CLOSE und BOHLENDER berechnen für die Vereinigten Staaten bei jährlich 2,5 Mill. Laparotomien 15000 Eviscerationen, das sind 0,6%, wobei noch zu bemerken ist, daß eine Wunddehiscenz durchaus nicht immer mit einer Evisceration verbunden zu sein braucht.

a) Eigene Zahlen über Wunddehiscenzen nach Laparotomien

In eigener Klinik beobachteten wir in dem Zeitraum vom 15. 6. 1945 bis 15. 5. 1957, ausschließlich aller Leisten- und Schenkelhernien und ausschließlich aller urologischen Operationen sowie Sympathektomien und anderer retroperitonealer Operationen unter 7159 Laparotomien 41 = 0,57% Wunddehiscenzen und errechneten unter nochmaligem Ausschluß von 3339 Appendektomien 1,07% bei den größeren Laparotomien (BUDICH). Unser Zahlenverhältnis liegt also noch unter dem Weltdurchschnitt.

Wie aus diesen Zahlen aber auch schon hervorgeht, kommt es sehr darauf an, wieweit man den Vergleichskreis der Laparotomien zieht. Als ich mich mit der weiteren Aufschlüsselung der Zahlen beschäftigte und zunächst nach Jahren aufgeteilt die Laparotomien insgesamt und dann nach Abzug der Appendektomien die, wie SOKOLOV sie nennt, „größeren verantwortungsvolleren Laparotomien" graphisch zur Darstellung bringen ließ, war ich, wie die meisten Leser es gleichfalls sein werden, zunächst erstaunt über die große Zahl der Appendektomien, und das um so mehr, als an meiner Klinik nur akute Appendicitiden sofort und alle „chronischen" grundsätzlich erst nach mehrtägiger Durchuntersuchung und vor allem röntgenologischer Bestätigung der Verdachtsdiagnose operiert werden. Bei meinen gerade hierauf gerichteten Literaturstudien konnte ich dann aber feststellen, daß ich mich mit diesen Verhältniszahlen in durchaus guter Gesellschaft befinde, denn unter anderen sind aus den Kliniken von SCHMIEDEN, KIRSCHNER, PAYR, aus anderen Anlässen allerdings, fast genau dieselben Verhältniszahlen für die Appendicitisoperation mitgeteilt worden. Diese Bemerkung nur nebenbei.

Im übrigen zeigt die Abb. 1 nach Abzug der Appendektomien eine über die Berichtsjahre nur langsam ansteigende Zahl von Laparotomien, aber eine mit dem

Jahre 1954 beginnende auffallende tatsächliche und relative Erhöhung der Zahl der Wunddehiscenzen, die in der Kurve (Abb. 2) besonders deutlich wird. Über die Gründe hierfür werde ich mich noch ausführlich auslassen.

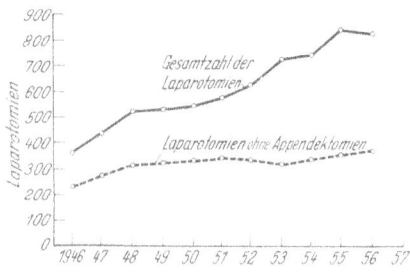

Abb. 1. Vergleich der Laparotomien mit und ohne Appendektomien aus eigener Klinik

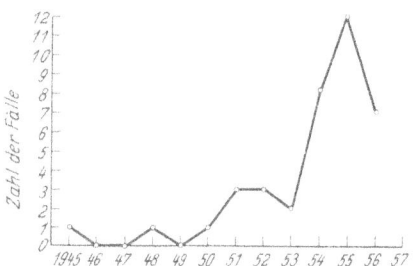

Abb. 2. Wunddehiszenzen nach Laparotomien aus eigener Klinik in den Jahren 1945—1956 (nach BUDICH)

b) Klinische Erscheinungen der Wunddehiscenz

Gemessen an der Gesamtzahl der Laparotomierten ist unsere Verhältniszahl gering, gemessen aber an der Zahl der Wundheilungsstörungen überhaupt (auf Fuss' Zusammenstellung = 6,3% bezogen) immerhin doch recht beachtlich, so daß es gerechtfertigt erscheint, den *Wunddehiscenzen nach Laparotomien* bei den Wundheilungsstörungen eine besondere Betrachtung zu widmen, zumal gerade hierbei sowohl grundsätzliche wie auch problematische neue Perspektiven sich eröffnen.

Unter *Wunddehiscenz nach Laparotomien* versteht man das meist langsame und nur ganz selten plötzliche Aufgehen der Bauchwunde von innen nach außen, also das Auseinanderweichen des genähten Bauchfells, der Fascien und der übrigen Bauchdeckenschichten mit und ohne Eventration. Schlechte und nicht ganz zutreffende Synonyma sind „Wundruptur", „Platzbauch", die beide eine Plötzlichkeit des Ereignisses ausdrücken, das sich meist langsam vollzieht, so gut wie nie schlagartig, oft sogar symptomlos und schmerzlos. Nur selten wird subjektiv ein Platzen oder Reißen, gelegentlich sogar eine Erleichterung empfunden. Besser ist schon die Bezeichnung „Nahtwich", die sich aber nicht durchzusetzen vermag. Das wichtigste Kriterium ist das Aufgehen der Bauchfellnaht, während die Hautnähte halten können. Auch im letzten Falle sprechen wir dann von Bauchdeckendehiscenz, von subcutaner Ruptur. Bleibt dagegen die Bauchfellnaht geschlossen und weichen nur die äußeren Fascien- und Muskelnähte auseinander, wäre von frühzeitigen Bauchdeckenhernien oder Narbenhernien zu sprechen, wenn sich nämlich die Eingeweide mit dem Bauchfell vorstülpen.

Ein Auseinanderweichen der Bauchdeckennaht von außen nach innen, also zuerst der Hautnaht und dann der Nähte der übrigen Schichten — mit Ausnahme fast immer des Peritoneums — erleben wir bei Infektionen der Wunden. Diese Wundkomplikation ist nicht mit der meist reaktionslosen Wunddehiscenz zu verwechseln. Wir werden uns noch ausführlich mit den anatomischen und pathophysiologischen Unterschieden, die hier vorliegen, zu beschäftigen haben.

Weil die Hautnaht unter Umständen länger oder überhaupt halten kann, werden die Wunddehiscenzen nach Laparotomien oft verkannt. Unter unseren

Fällen haben wir mehrere dieser Art mitgezählt und nachoperiert, weil wir auf dieses unangenehme Ereignis besonders eingestellt sind und frühzeitig die Reparatur vornehmen möchten, ohne erst das vollständige Klaffen der Wunde abzuwarten. Daher vielleicht auch unsere relativ große Zahl.

Wunddehiscenzen kommen auch an allen anderen Körperstellen, selbst an Gliedmaßen vor; ich gehe auf sie wegen ihrer Seltenheit am Schluß dieser Schrift noch kurz ein.

3. Prüfung der Wundheilung

Eine *Prüfung der Wundheilung* nach Zeit und Ausmaß der Verkleinerung künstlich gesetzter Wunden unter verschiedenen Bedingungen (BARON) und unter *Messung der Zerreißfestigkeit der Wunden* mit physikalischen Hilfsmitteln, Zentimetermaß und Apparaturen, ist, um hier objektivierbare Vergleichsmöglichkeiten zu schaffen, vor allem natürlich im Experiment versucht worden. Da es sich aber eben um Tierexperimente handelt, halten alle Ergebnisse und Betrachtungen kritischen Einwänden nicht stand, wenn sie auf den Menschen bezogen werden sollen.

Mag es sich darum handeln, oberflächliche offen gelegene Hautwunden zu vergleichen (BARON), die Widerstandsfähigkeit der geheilten Bauchdeckenwunde gegen einen durch Katheter-Kondom erhöhten Bauchhöhlendruck zu messen (KOBAK-BENDITT-WISSLER-STEFFEE), Vergleichsmessungen durch Bestimmung der Reißfestigkeit bei adaptierten Schnittwunden und offen gelassenen Wunden (HEGEMANN), den Einfluß des auftretenden Ödems auf die Zugfestigkeit von Incisionswunden (FINDLAY-HOWES) oder die Wirkung therapeutischer Mittel (THORSEN) hierbei zu prüfen, mag es sich um Zerreißproben durch Gewichtsbelastung der Wundränder handeln (BARLETT, SAVLOV-DUMPHY-ANDERSON sowie SANDBLOM), niemals lassen sich dieselben Vorbedingungen wie für die Wundheilung unter normalen und anormalen Bedingungen beim Menschen herstellen.

III. Normale Wundheilung

Bevor wir über Wundheilungsstörungen sprechen, ist es zweckmäßig, sich über den heutigen Stand der Forschungsergebnisse bei der normalen Wundheilung zu orientieren.

Seit der klassischen *Darstellung der Wundheilung* von MARCHAND (1901) haben sich unsere Kenntnisse erheblich erweitert durch Explantations- und Transplantationsversuche und andere Experimente, vor allem durch *physiologische, biochemische und physikalisch-chemische Untersuchungen* (SCHADE, V. GAZA, LÖHR, TAMMANN u. a.). Die namentlich durch physikalisch-chemische Forschung gewonnenen Erkenntnisse, daß das Milieu der gesunden Wunde sauer ist und durch fortschreitendes Wiederansteigen der p_H-Werte bis zur alkalischen Reaktion normaler Gewebe sich die Heilung der Wunde auch von dieser Seite her zu erkennen gibt, sind auch heute noch Grundlagen für die klinische Beurteilung und Therapierung der Wunde.

1. Physiologische Bedingungen

a) Wundstoffwechsel

Dieser Wundstoffwechsel ist von vielerlei Faktoren abhängig und von vielen Seiten her zu beeinflussen. Ich greife wegen der hier gebotenen Kürze nur einige der mir am wichtigsten erscheinenden heraus.

Autolyse, Heterolyse und Histiolyse werden bei der fermentativen Gewebsauflösung und der Demarkation der Nekrose unterschieden. Die Wundheilung als Entzündungsvorgang steigert das Sauerstoffbedürfnis der Zellen.

Bei mit sauren Valenzen gefütterten Tieren zeigen sich die Abbauvorgänge, bei den „alkalischen" Tieren die Wiederaufbauvorgänge beschleunigt. Hiermit wird die Kalium-Behandlung zur Säuberung der Wunden und die Calcium-Behandlung zur Beschleunigung der Wundüberhäutung (SCHÜCK) sowie die günstige Wirkung der Verabreichung von Ammonium chloratum per os begründet [NATHER und JALCEWITZ; zit. nach ROSTOCK), vor allem HERMANNSDÖRFER, ferner REIMERS-WINKLER (Lit.)]. Wie das im einzelnen geschieht oder geschehen soll, durch Elektrolyt-Verschiebung und anderes mehr, kann ich hier nicht auseinandersetzen. Veränderungen der Membranfunktionen sind offenbar zunächst überwiegend mit im Spiel, die vor allem die Gefäßwände für Blutbestandteile durchlässig machen und provisorisch durch Fibrinausscheidung die Wunde abzuschließen trachten. Zerfallsprodukte, durch fermentative Vorgänge erzeugt, zum Teil beim Absterben der Zellen durch Autolyse gebildet, durch die austretenden Leukocyten und Gewebsphagocyten unterstützt, leiten die Wundsäuberung ein, die nicht nur in Histiolyse besteht, sondern sich auch durch Quellung und exsudative Prozesse äußerlich zu erkennen gibt.

Bei jeder offenen Wunde, aber auch bei jeder Operationswunde stören die immer sich einnistenden Bakterien, auch wenn es nicht zur sichtbaren Infektion kommt, mehr oder weniger die Schutzwirkung der sich ausbildenden Fibrinschicht. Sauerstoffmangel und Kohlensäureanreicherung begünstigen die Nekrobiose. Mit dem Abfließen der Wundsäfte tritt ein Verlust an Eiweißstoffen, Wasser und Salzen ein. Insbesondere durch den Eiweißverlust bei stark eiternden Wunden treten Rückwirkungen auf den Gesamtorganismus auf. Ödeme an abhängigen Körperteilen, Durchfälle, Abmagerung und Kachexie sind möglich neben der bei größeren Wunden nie ausbleibenden Rückwirkung auf das Wärmezentrum. Das Crush-Syndrom und das Adaptionssyndrom (SELYE) als Stress-Folge dürfen hier nicht unerwähnt bleiben. Unter dem letzten wird die Wechselwirkung vor allem auf das endokrine System auf humoralem oder neurovegetativem Wege, wahrscheinlich vom Hypothalamus aus gesteuert, verstanden. Wir werden uns später noch damit beschäftigen müssen.

b) Allgemeinreaktionen durch die Wunde und Beeinflussung der Wunde durch den Allgemeinzustand

Untersuchungen über den *Wundstoffwechsel und seine Einwirkungen auf den Gesamtkörper* sind in fast nicht mehr übersehbarer Zahl angestellt und veröffentlicht worden. Mögen Einwirkungen auf das Säure-Basen-Gleichgewicht (E. REHN), auf Veränderung der Blutstabilität (Fibrinogen- und Globulinveränderungen), auf den Wasser- und Mineralhaushalt, „Spaltprodukte" (v. SEEMEN), mögen

,,Noxine" (GOHRBANDT), der ,,Stress" und das ,,Adaptationssyndrom" (SELYE), mögen Einwirkungen auf das Elektrolytsystem (Calcium-, Kaliumveränderungen), Gleichgewichtsstörungen im neurovegetativen oder endokrinen System, die ,,postoperative Krankheit" (LERICHE), Thrombosebereitschaft und vieles andere schlagwortartig eine Auswahl nur der verschiedensten Interessengebiete aufzeigen, immer handelt es sich um Fernwirkungen der Wunde auf den Gesamtorganismus. Unverhältnismäßig seltener, wenn auch bei eingehendem Studium auffindbar, befassen sich umgekehrt Arbeiten mit der Rückwirkung von Störungen des Gesamtorganismus, durch Krankheit und die verschiedensten Ursachen, ja selbst iatrogen durch Verwendung neuzeitiger Arznei- und Narkosemittel, auf den Verlauf der Wundheilung. Stets lassen sich die solchermaßen gestörten Bilanzen mehr oder minder auch an der Wunde kontrollieren.

α) *Eiweißhaushalt*

Über Veränderungen des *Eiweißhaushalts* nach Operationen ist gerade in den letzten Jahren viel gearbeitet worden. Mit Bestimmung der gesamten Plasma- und Blutmenge, des Hämatokrits, des Gesamtstickstoffs des Plasmas und Serums, des Reststickstoffs, der Eiweißfraktionen, der Fibrinogenwerte und der Prothrombinindices lassen sich die Reaktionen des einzelnen Patienten auf das Operationstrauma in den von SELYE und TONUTTI beschriebenen verschiedenen Phasen des allgemeinen Adaptationssyndroms erkennen, was im Prinzip schon E. REHN betont hat. Gerade die Änderung der erhaltenen Werte entsprechend den Phasen des Adaptationssyndroms weisen nun wieder auch hier auf die Abhängigkeit von den vegetativen Regelzentren hin. Es würde zu weit führen, im einzelnen darauf einzugehen.

Immer wieder wird hervorgehoben, daß ein *chronischer Eiweißmangel*, der trotz normaler Blutproteinwerte zu einer Gewebseiweißverarmung führt (MAJOR, HEUSSER, KEKWICK, GUTH-ZORN, J. REHN, HARTZELL-WINFIELD-IRVIN, LOHMANN-RITTER, SCHREIER-KARCH, WILLENEGGER, VARA-LÒPEZ-SACRISTÀN, GREEN-STONER-WHITELEY-EGLIN, LOCALIO-CHASSIN-HINTON, ZÄNGL, LUTZEYER, HOLDER, KNY, KOTHE und viele andere), *die Wundheilung hemmt*. Gerade eine Hypoproteinämie wird mit als Ursache von Wundheilungsstörungen angesehen, die, wenn nicht in den schweren Grundkrankheiten, dann in einer Mangelernährung ihren Ursprung haben soll, sofern nicht Leberparenchymschäden vorliegen.

Schwere Funktionsstörungen an Leber und Nieren als Folgen der Operation und als Ursache der Eiweißstoffwechselstörungen, nicht nur als Ursache für den akuten postoperativen Schock, müßten deshalb ebenfalls hier besprochen werden.

Es dürfte auch nicht müßig sein, zu fordern, einen *Eiweißmangel im Organismus vor der Operation zu erkennen* zu trachten und gegebenenfalls zu versuchen, ihn therapeutisch abzustellen. Für die Diagnose eines solchen Zustandes genügen aber das Blutbild und der Hämoglobinwert nicht, auch nicht einmal mehr die Untersuchung der Serumlabilitätsproben wie der Blutkörperchensenkungsgeschwindigkeit, der als Leberfunktionsprüfung geltenden Methoden von MANCKE-SOMMER und der Thymolprobe, auch nicht die Rest-N-Bestimmung. Sie sollten zumindest ergänzt werden durch die Bestimmung der Eiweißfraktion mittels papierchromatographischer Untersuchungen und der Gerinnungsfaktoren, während manche weitere im Schrifttum gelegentlich geforderten Methoden ein Speziallaboratorium voraussetzen, das den meisten Krankenhäusern nicht zur Verfügung steht.

Für die Behandlung der *Eiweißmangelzustände* kommen hochwertige Eiweiße, vor allem Bluttransfusionen oder Aminosäuregemische, in Betracht, mit denen einem im Abbau befindlichen Organismus am besten die notwendigste Hilfe zu einem Wiederaufbau angeboten wird. Immer aber sind diese Maßnahmen auch nicht imstande, entscheidend auszugleichen, wie unsere eigenen Operationsfälle von Dickdarmcarcinomen zeigen, die gerade seit Aufkommen der modernen Narkosemittel durchweg von uns auch reichlich mit Bluttransfusionen und Eiweißersatzstoffen unterstützt wurden und dennoch die geschilderte Häufung von Wunddehiscenzen erlitten. *Dies entspricht in etwa auch den Erfahrungen von* EISENREICH *und* DEININGER, *die berichten, daß die präoperativen Untersuchungsergebnisse über das Verhalten der Plasmaeiweißkörper keine Rückschlüsse auf die postoperative Reaktion des Patienten gestatten.* Wie GUTH-ZORN feststellten, könnte das wiederum seinen Grund darin haben, daß gerade bei älteren Patienten, insbesondere Carcinomträgern, bei häufig noch normalen Hämoglobin-, Erythrocyten- und Gesamteiweißwerten eine erhebliche Minderung des Plasma- und Blutvolumens vorliegen kann, so daß sie eine Beurteilung der ,,absoluten Bilanzverhältnisse" für nötig halten, um hier eventuell einem intra- und postoperativen Volumenmangelkollaps vorzubeugen (s. a. HOLDER).

β) Wasserhaushalt

In diesem Zusammenhang ist auch die durch die entsprechenden Untersuchungen belegte Tatsache von Wichtigkeit, daß *zu starkes Abführen und Hungern der Kranken vor der Operation* eine erhebliche zusätzliche Belastung ist und Verschlimmerung zuvor schon vorhandener Mangelzustände herbeiführen kann. Auf die durch so intensiv betriebene Art der Vorbereitung mögliche Störung der Vitaminsynthese im Darm sei hier schon hingewiesen. So kann leicht ein schädigender Faktor zum anderen hinzukommen.

In dieses Kapitel gehört auch *die wahllose Zufuhr von großen Flüssigkeitsmengen, insbesondere Kochsalzlösungen, meist intravenös* über Tage hin gegeben.

γ) Allgemeineinflüsse

Des weiteren wäre hier zu sprechen über die *Beziehungen zwischen Körperzustand und Wunde*, gegeben durch Konstitution, Lebensalter, Reaktionsbereitschaft, Disposition zur Wundinfektion, Ernährungslage, insbesondere Einfluß der Vitamine, Hormone, Spurenelemente, schwere Erkrankungen. Aus Mangel an Raum muß ich das unberücksichtigt lassen. Auch auf klimatische und Strahlenwirkungen ebenso wie andere äußere Einflüsse z. B. die Art der Wundbehandlung, aseptische Vorbereitung, Verbandmittel (BARON), Nahttechnik und dergleichen kann ich nicht eingehen.

Aus den Untersuchungen HEGEMANNs über die Bedeutung einiger *Allgemeineinflüsse auf den Wundheilungsprozeß* scheint mir das wichtigste Ergebnis zu sein, daß *offengelassene Hautwunden viel weniger derartigen Einflüssen, z. B. Aushungern, Ermüdung, Blutverlust, unterliegen*, weil ihr Heilverlauf hauptsächlich durch Wundkontraktion vor sich geht, wie auch BARON u. a. immer wieder hervorheben.

Dagegen leiden primär adaptierte Schnittwunden viel mehr darunter, weil der Heilprozeß hier im wesentlichen durch Zellproliferation erfolgt. Wie schwierig es aber ist, die Forschungsergebnisse gleicher Versuchsanordnung allein schon bei verschiedenen Tierarten auf einen einheitlichen Nenner zu bringen, haben ganz besonders LEVENSON-BIRKHILL-WATERMAN betont bei ihren Studien über den Einfluß der Ernährung, einer Anämie und des Alters.

GÖBEL beobachtete während der Jahre 1945 bis 1948 in Gefangenenlagern bei seinen oft stark *dystrophischen Kranken als Folge der Gesamterkrankung des Organismus, daß gerade bei Verabfolgung von Penicillin oder Sulfonamiden* „die Wunden livide-trocken und anämisch-anergisch blieben und solange keine positive Heilungstendenz zeigten", wie die Verabreichung der Mittel erfolgte, nach seiner Ansicht offensichtlich deswegen, weil der für die Wundheilung so wichtige Säftestrom gestört war. Das ist eigentlich gar nicht verwunderlich, doch in derartigen „Massenexperimenten" bisher noch nie konstatiert worden. Dies wird noch ein Grund ausführlicher späterer Auseinandersetzungen sein. GÖBEL erwähnt weiter, daß die Zuführung von Vitamin C und vitaminreicher Kost, insbesondere Obstsäften, Frischgemüse und Rotwein am ehesten vermochten, die Sekundärheilung voranzutreiben.

Daß er in dieser Situation auch auf die Hebung der *Psyche* bedacht war und ihr einen entscheidenden Anteil an der Besserung der Wundsituation einräumt, verdient meiner Meinung nach ganz besondere Beachtung; denn durch sie werden alle vegetativen Funktionen und vor allem die so wichtige vegetative Reaktionslage und die Gewebsdurchblutung oft entscheidend beeinflußt. Gerade GÖBELs Beobachtungen zeigen deutlich, daß oft verschiedene Faktoren, die oft gar nicht leicht voneinander zu trennen sind, bei der Wundheilung mitsprechen.

Wenn auch die *Dystrophie* als Gesamterkrankung des Organismus für Wundheilungsstörungen nicht ganz ohne Bedeutung ist, so muß ich aus eigener Erfahrung doch die *bloßen Hungerzustände und Unterernährung* von längerer Dauer als Ursache ablehnen. Denn auffallenderweise haben wir trotz gleichbleibender Operationsziffer *in den Berliner Hungerjahren nach dem letzten Kriege, vor allem zur Zeit der Luftbrücke, keine Steigerung der Zahlen der Wunddehiscenzen* erlebt, diese fielen erst ab 1954 auf, als wir Westberliner doch schon anfingen, an dem „deutschen Wirtschaftswunder" teilzunehmen. Dazu ist freilich zu sagen, daß regelrechte Dystrophien auch in den Hungerjahren bei der Berliner Bevölkerung verhältnismäßig selten waren und unter meinen Wundheilungsstörungen nachweislich überhaupt nicht vorkamen.

c) Hormone

Über den Einfluß der *Hormone auf die Wundheilung*, abgesehen von den weiter unten besprochenen Hypophysen- und Nebennierenrindenhormonen, ist es ziemlich still geworden.

Von diesen scheinen die *Schilddrüsenstoffe* noch am ehesten eine Beschleunigung der normalen wie der gestörten Wundheilung bewirken zu können, jedenfalls im Tierexperiment. Beim Menschen ist die Wundheilung immer noch so vielen anderen Faktoren unterworfen, daß ein wirklich überzeugender Eindruck von ihrer Wirksamkeit hierbei jeweils schwer nachzuweisen ist. HANKE möchte der Anregung des allgemeinen und des lokalen Stoffwechsels mit ihrem Reiz auf die Zelle die Hauptrolle zuerkennen.

Noch unsicherer und auf die Klinik kaum zu übertragen sind die Versuche mit *Nebenschilddrüsenhormonen*.

Daß beim latenten Diabetes, wo nur die Blutzuckererhöhung die diabetische Stoffwechselneigung anzeigt, *Insulin*-Gaben besonders bei Entzündungsprozessen die Wundheilung befördern können, ist dagegen eine klinisch erhärtete Tatsache. Das *Kallikrein* (Padutin) wirkt in dieser Richtung auf dem Wege über die Gefäßdilatation.

Bei den *Geschlechtsdrüsenhormonen* ist, namentlich durch die weiblichen Inkrete und synthetische oestrogene Substanzen, eine Einwirkung ebenfalls auf dem Wege über die Durchblutungsbesserung bis zu einem gewissen Grade zu begründen.

Völlig verändert hat sich unsere Vorstellungswelt von den Hormonwirkungen der *Nebennieren* gegenüber z. B. HANKEs monographischer Bearbeitung aus dem Jahre 1937 jedoch durch die allgemeine Adaptationstheorie von SELYE, durch die Arbeiten von TONUTTI u. a., und durch die ihr voraufgegangenen und sie begleitenden weiteren Differenzierungen dieser Hormone, wie später in anderem Zusammenhang geschildert werden wird.

α) Wundhormone

Ob man die *Wundhormone* hierzu rechnen soll oder sie nicht besser als *Hormonoide* bezeichnet, mag dahingestellt bleiben. BIER war wohl der erste, der den Begriff *Wundhormone* und *Nekrohormone* einführte. Er drang damit jedoch nicht durch, bis 1921 der Botaniker HABERLANDT aus Pflanzen gewonnene und übertragbare „Wundhormone" nachweisen konnte. HEGEMANN hat eine gute Übersicht über diese Spezialfrage gebracht (s. a. DRESCHER) und entsprechende Versuche angestellt, er führt die ganz erhebliche Zunahme der Heilungsgeschwindigkeit von Wunden mit Beschleunigung der Defektdeckung und Erhöhung der Narbenzugfestigkeit bei *wiederholter Wundsetzung* am selben Tier auf sie zurück. Der Entstehungsmechanismus und die Wirkungsweise dieser noch hypothetischen Substanzen ist bisher ebensowenig bekannt wie ihre chemische Natur. Ich (BLOCK) war zusammen mit PLENGE nicht so glücklich in dem Versuch, mit Frakturrekonvalescentenseren der verschiedensten Herkunft beim Menschen eine nachweislich schnellere Knochenheilung zu erzielen. BARON meint nach einer brieflichen Mitteilung, daß der Grund hierfür wohl in einer nicht genügend intensiven Darreichung gelegen habe. Ist auch mit solchen „Wundhormonen" die auffallende und allbekannte Tatsache der schnellen und reizlosen Heilung nach Sekundärnaht bei den Wunddehiscenzen noch nicht erklärt, so werden doch zumindest die Erklärungsversuche dadurch um einen positiv zu wertenden Faktor vielleicht bereichert.

d) Vitamine

Der bei Eintritt einer Entzündung, die ja ein wesentlicher Teil des Wundheilungsvorganges ist, vermehrte *Vitamin C-Bedarf* wird zunächst an Ort und Stelle durch sofortige Vitamin C-Verschiebung gedeckt. Dieses Defizit nun durch überreiches Angebot von Vitamin C wieder ausgleichen zu wollen, gelingt, da eine Speicherung nicht möglich ist, ebensowenig wie eine aktive Leistungssteigerung einer Zelle. Da ein Vitamin C-Verlust bei jeder Narkose und Operation eintritt, sind entsprechende Vitamingaben als Ausgleich zeitlich und mengenmäßig genügend zu geben, doch wird eine Beeinflussung der Wundheilung allein hierdurch von kritischen Beurteilern vielfach abgelehnt. WAHLE z. B. faßt einen Vitamin C-Mangel als bedeutungslos für das Entstehen der postoperativen Wunddehiscenz auf.

Wenn eine solche Ablehnung schon das für die mesenchymalen Gewebe wichtigste Vitamin betrifft, so ist verständlich, daß andere Vitamine noch weniger entscheidenden Einfluß auf die Wundheilung zugesprochen bekommen, auch nicht das die epithelialen Gewebe und die Leber schützende *Vitamin A*.

Daß ein *chronischer Vitaminmangel* sowohl der genannten Vitamine wie vor allem auch ein Mangel an Vitamin D trotzdem nicht gleichgültig sein kann, versteht sich. Auch der *B-Vitamingruppe* kommt durch ihre Einwirkung auf das Nervensystem eine gewisse indirekte, wenn auch nicht entscheidende Bedeutung bei der Wundheilung zu, desgleichen den *Vitaminen K und P* mit ihrer Wirkung auf Blutungszeit und Blutungsneigung vasculärer Genese. Sie alle sind aber nicht von ausschlaggebender Bedeutung bei der Wundheilung.

Trotz vielfach widersprechender Ansichten dürfte nicht bestritten werden können, daß bei einer ausgesprochenen *Hypovitaminose* auch die Wundheilung leidet und verzögert ist. Da die im Darm schmarotzenden Bakterien unter anderem an der Vitaminsynthese aus den mit der Nahrung zugeführten Vorstufen beteiligt sind, wir aber besonders bei Anwendung von Breitspektrum-Antibiotica gerade auch die Darmbakterien empfindlich treffen und unter Umständen sogar beseitigen, bleibt es nicht aus, daß ein Vitaminmangel verhältnismäßig schnell herbeigeführt werden kann, auch wenn er nicht zuvor schon rein alimentär bedingt war. Wir müssen daher im Interesse einer ungestörten Wundheilung in solchen Fällen von vornherein eine ausreichende Menge multivalenter Vitaminpräparate künstlich zuführen (ROSENKRANZ).

Eines wollen wir gerade bei den Vitaminen nicht vergessen: Die Tierexperimente sind durchweg an durch völligen Vitaminentzug künstlich krank gemachten Tieren vorgenommen und darum die Schlußfolgerungen aus solchen Versuchen nicht ohne weiteres auf den Menschen zu übertragen. Erst die genannten Breitspektrum-Antibiotica und gewisse Sulfonamide vermögen den Menschen in einen Zustand ähnlicher Hypovitaminosen zu versetzen. Auf Grund dieser völlig neuen Aspekte scheint die Zahl der Autoren wieder im Anwachsen zu sein, die den Vitaminen, namentlich den Hypovitaminosen eine nicht unbedeutende Rolle bei der Wundheilung bzw. bei Wundheilungsstörung zusprechen (LEVENSON-BIRKHILL-WATERMAN; MACCORRISTON-MILLER; STIEVE; ROSENKRANZ).

Gewisse *Aminosäuren* und *Mineralstoffe* haben biologisch den Vitaminen ähnlichen Charakter vor allem in bezug auf Mangelerscheinungen.

2. Morphologie der Wundheilung

Die Wundheilung ist zweifelsohne in der Hauptsache ein morphologischer Prozeß, der vielen exogenen und endogenen Bedingungen unterworfen ist. Über die neuro-vegetativen Regelzentren im Hypophysen-Zwischenhirn-Gebiet erfolgt die Steuerung der Reaktionen auf die verschiedenen Reize aus dem Wundgebiet, deren erster die Wundsetzung selbst ist (BIER). Nerval, hormonal und humoral spielen sich dann, oft in wechselseitiger Abhängigkeit von anderen Organfunktionen, alle auf das Ziel der Reparation, gelegentlich sogar Regeneration gerichteten Vorgänge ein, die in ihren letzten Ursachen uns noch vielfach geheimnisvoll sind und oft erst durch offensichtliche Störungen unser Augenmerk auf sich ziehen.

Die Wundheilung ist andererseits aber auch ein entzündlicher Vorgang, wie histologisch, biochemisch und physicochemisch unumstritten nachgewiesen ist und sich ferner aus bestimmten Allgemeinerscheinungen, Blutbild- und Plasmaveränderungen und anderen Rückwirkungen mannigfacher Art auf den Gesamtorganismus ergibt.

Eine *Steigerung der Entzündung* z. B. bei der bakteriellen Infektion führt ebenso wie eine *Hemmung der Entzündung* zu Wundheilungsstörungen, die sich jedoch im einen wie im anderen Falle im klinischen Verlauf und in ihren Endergebnissen völlig voneinander unterscheiden. Wir werden noch sehen, daß gerade den *entzündungshemmenden Faktoren und den dadurch zum Erlahmen kommenden regenerativen und reparativen Vorgängen bei den Wundheilungsstörungen eine besondere Bedeutung zukommt.*

a) Zellen und Grundsubstanz und ihre Chemie

Fast gleichzeitig mit dem Beginn der Auto-, Hetero- und Histiolyse, jedenfalls nur unbedeutend wenig später, setzen auch schon die reparativen Vorgänge ein mit Capillar- und Mesenchymsprossung, und vom 3. bis 4. Tage an zeigen die aufschießenden Granulationen die Reparation und gelegentlich sogar die Regeneration an. *Den wesentlichen Anteil an der Wundheilung trägt von nun an das mesodermale Gewebe* (v. GAZA, BARON u. a.).

Das *Bindegewebe* mit seinen faserigen und ungeformten Elementen bildet hier die *Grundsubstanz*. Im gewöhnlichen Mikroskop erscheint diese zunächst als amorphe Masse, die jedoch im Elektronenmikroskop wohlgeordnete Strukturen aus offenbar verschiedenen Bausteinen erkennen läßt. Die Grundsubstanz ist ein Gemisch von mucoiden Polysacchariden, deren wesentliche Bestandteile Hyaluronsäure und Chondroitinschwefelsäure sind. Junge Fibroblasten scheiden diese Substanzen aus und lagern sie zwischen den Zellen und kollagenen Fasern als kittartige Intercellularsubstanz ein (SILVÉN, PATRIDGE, FAVILLI u. a., zit. nach RÖSSLER). Auch Mastzellen werden als ihre Bildungsstätten angesprochen (STAEMMLER, zit. nach RÖSSLER). Differenzierungsgrad der Gewebe, Polymerisationsgrad und physikalischer Zustand der Bauelemente, ihr jeweiliges Mengenverhältnis und Einlagerung von anderen Stoffen, besonders Mineralverbindungen, bestimmen ihre Beschaffenheit in bezug auf Elastizität, Festigkeit und Härte. Der Polymerisationsgrad ist abhängig von dem Ionenmilieu und dem p_H-Wert (MADINAVEICIA und QUIBBEL), von Oxydationsmitteln (SKANSE und SAENDBLAD) und von verschiedenen Dipolymerasen (BLIX und SNELLMANN). Die Viscosität wird beeinflußt von Elektrolyten. Die Beziehungen und Abhängigkeiten dieser physikalischen und physikochemischen Eigenschaften untereinander sind noch nicht sichergestellt, doch ergeben sich aus ihnen die Voraussetzungen für die biologischen Reaktionen der Grundsubstanz (RÖSSLER, nach dem auch die vorgenannten Autoren zitiert sind).

Für den Ablauf der Reaktionen in der Bindegewebsgrundsubstanz werden von RÖSSLER als von besonderer Bedeutung die Ascorbinsäure und das Glutathion genannt, weil sie sich durch ihren ständigen Phasenwechsel zwischen Oxydation und Reduktion und umgekehrt katalytisch oder durch Sauerstoffübertragung oder -entzug hieran entscheidend beteiligen.

Röntgenspektrographisch haben HEGEMANN-LEUTSCHAFT an durchtrennten Achillessehnen von Kaninchen nach Naht des Peritoneums beobachten können, daß eine Orientierung der Polypeptidketten des Kollagens in der Faserrichtung und die Vereinigung zu micellären Verbänden erst nach der 6. Woche erfolgt, das ungefähre Bild einer normalen Sehne erst nach 2 Monaten und die völlige Strukturwiederherstellung sich nach 4—5 Monaten zeigt. Der Heilverlauf braucht also viel mehr Zeit zur Ausreifung, als wir nach Abschluß der äußeren Wundheilung bei der Hautnahtentfernung nach durchschnittlich 8 Tagen erwarten dürfen.

Mit dieser Skizzierung der neuesten Ergebnisse der Chemie mesenchymaler Zellen wird unser Blick über die Elektronenmikroskopie hinaus auf die augenblicklichen Forschungsziele gerichtet. Es läßt sich vorerst nur ahnen, wie mannigfach beeinflußbar das lange vernachlässigte Bindegewebe, das doch die wichtigsten Bausteine der Wundheilung und Narbenbildung liefert, sich allein unter dieser Perspektive darstellt. Wir stehen hier erst am Anfang neuer Erkenntnisse, wollen aber dabei nicht vergessen, daß schon vor 40 Jahren v. GAZA und nach ihm an verschiedenen Kliniken z. B. LÖHR und TAMMANN unter dem Einfluß von SCHADE die Grundlagenforschung auf diesem Gebiet vorangetrieben haben.

Die Beeinflussung der Bindegewebsgrundsubstanz durch *fermentative Prozesse* (Hyaluronidase) und durch *endokrine Einwirkungen* (z. B. allgemeines Adaptationssyndrom), soll hier im einzelnen nicht weiter dargestellt werden. Nur soviel sei gesagt, daß die Physiologie und Pathophysiologie im Mesenchym mit Schwankungen im Hyaluronsäure-Hyaluronidase-Gleichgewicht in Zusammenhang zu bringen ist und daß dieser Einfluß hypophysär-adrenal gesteuert wird. Hierbei sind das Verhalten der einzelnen Nebennierenrindenhormone untereinander und unter diesen vor allem das der Oxycorticoide vom Typ des Cortisons von ausschlaggebender Bedeutung, worauf als erster TAUBENHAUS (zit. nach RÖSSLER) hingewiesen hat. Wie ACTH, so hemmt auch von den Nebennierenrindenhormonen Cortison, das letzte mittlerweile als allgemein entzündungshemmend bekannt, die Bildung von Granulationsgewebe: die Fibroblasten bleiben klein und spärlich und sind von Kollagenklumpen umlagert. Dagegen regt DOCA (Desoxycorticosteronacetat)-Verabreichung starke Fibroblastenwucherungen mit großen, jungen Zellen auf der Grundlage diffuser kollagener Grundsubstanz an (RÖSSLER). Beziehungen über das Hypophysen-Nebennierenrindensystem zum vegetativen Nervensystem (VNS) werden damit offenbar, auf die ich im weiteren Verlauf noch verschiedentlich zurückkommen werde. Hieraus dürfen wir jetzt schon folgern, daß, wenn diese komplizierten zentralen Regulationssysteme irritiert oder gar ausgeschaltet werden, Rückwirkungen auch auf das periphere Geschehen bei der Wundheilung möglich sein dürften, ja unter bestimmten Umständen, wenn nämlich die Selbstregulation unseres Organismus versagt, sogar auftreten müssen. Es zeichnet sich also damit einer der Wege ab, auf dem Wundheilungsstörungen zustande kommen können.

Wir wollen nun versuchen herauszubekommen, durch welche Ursachen derartige Störungen hervorgerufen werden können, und zwar an dem konkreten Fall der Wunddehiscenzen.

IV. Wundheilungsstörungen

1. Wunddehiscenzen

Als Hauptursache der Wunddehiscenzen bezeichneten schon SOKOLOV und A. MAYER den veränderten Zustand der Gewebe, den sie „Gewebelähmung" bzw. „Gewebeatonie" benannt haben. Manche Grundkrankheiten sollen dazu prädestinieren, z. B. Kachexie bei Tumoren, Gallenwegs- und Magen-Duodenum-Erkrankungen mit Leberstörungen, die Störungen im Gesamtstoffwechsel nach sich ziehen. Wir können dieser Ansicht zustimmen, vor allem wenn wir sie im folgenden auf Grund der neueren Anschauungen umdeuten.

a) Zeitliches Auftreten

Betrachten wir zunächst die graphische Darstellung des *zeitlichen Auftretens der Wunddehiscenzen* aus meiner eigenen Klinik im Vergleich mit einer schematischen Darstellung der sich überschneidenden *verschiedenen Phasen (der degenerativen, der exsudativ-proliferativen und der regenerativen) der biologischen Vorgänge bei der Wundheilung* aus ROSTOCKs Monographie (Abb. 3): der Kurvenanstieg der Wunddehiscenzen vom 5. Tag an fällt zeitlich mit dem Nachlassen der exsudativ-proliferativen Tätigkeit des Organismus vom 5. Tag an zusammen. Trotz aller Grobheit der Vergleiche und trotz der relativ kleinen Zahl meiner Fälle ist a priori daraus der Schluß erlaubt, daß die *Wunddehiscenz mit einem*

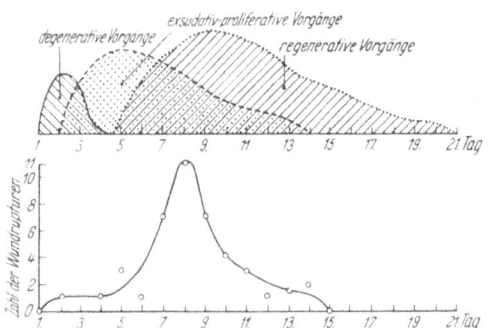

Abb. 3. Zeitliches Auftreten der Wunddehiscenzen in eigener Klinik (unten) im Vergleich mit den Wundheilungsphasen nach ROSTOCK (oben)

offenbar vorzeitigen Abklingen der Entzündungsvorgänge in Zusammenhang zu bringen ist. Die Regenerationsstörung dürfte als eine Folge hiervon aufzufassen sein.

b) Verhalten der verschiedenen Keimblattabkömmlinge

Aus der klinischen Beobachtung und durch viele Experimente ist uns die unterschiedliche Regenerationsfähigkeit der einzelnen Gewebe bekannt (BIER). Nicht nur nach der Keimblattzugehörigkeit unterscheiden sie sich, sondern sogar innerhalb dieser. So regenerieren z. B. Bindegewebe, Muskel, Knochen ganz verschieden, obwohl sie alle vom *Mesenchym* ihren Ursprung nehmen. Auch bei der Wundheilung und ihren Störungen ist das immer wieder festzustellen.

Bei Wunddehiscenzen ist die Regenerationsfähigkeit der *Epithelgewebe* oft gut erhalten. Die Haut ist nämlich oft noch völlig verklebt, „verheilt", wenn in der Tiefe die Dehiscenz der verschiedenen Gewebsschichten schon eine größere Ausdehnung erreicht hat. Gleichlautend mit den Befunden von MAYER und

DRESCHER und allen anderen Autoren und auch nach unseren Beobachtungen sind dagegen die unter der Haut gelegenen Gewebsschichten „reaktionslos". Sie sind blaß, weich, leicht zerreißlich und bluten beim Betupfen, ja sogar beim Abschaben mit dem scharfen Löffel auffallend wenig. Granulationsgewebe ist kaum zu erkennen. Offenbar nekrotische, weißliche Gewebsfetzen liegen der Fettschicht und der Fascie auf. HESSELTINE-CLOSE-BOHLENDER wollen in der Hälfte ihrer Fälle eine serosanguinolente Sekretion vorausgehen gesehen haben. Wir können das nicht als die Regel bestätigen. Sind Darmschlingen ausgetreten, so sehen sie bei frischer Ruptur fast normal aus und tragen nur nach vor längerer Zeit unbemerkt bereits erfolgter Wunddehiscenz fibrinöse Beläge.

Das unterschiedliche Verhalten zwischen den ektodermalen, mesodermalen und endodermalen Gewebsabkömmlingen ist an den drei geschilderten Gewebsbefunden also recht auffällig.

MAYER-DRESCHERs histologische Untersuchungen von Probestückchen aus dem Wundbereich der Bauchdecke konnten die aseptische Nekrose sowie einen *völligen Mangel bindegewebiger Reaktionen* feststellen, insbesondere das Fehlen proliferativer Fibroblasten und eine mangelhafte Leukodiapedese. Alle diese Zeichen lassen eine *ungenügende Entzündungsbereitschaft im Bindegewebe und Capillarsystem* erkennen (BUDICH, HOFSTÄTTER, MAYER-DRESCHER, SOKOLOV, WAHLE).

Eine weitere Bestätigung gibt die von allen Autoren betonte Tatsache, daß wir bei Bauchdecken*eiterung* und Peritonitis, die ja viel häufiger vorkommen als die Dehiscenzen, so gut wie nie ein Aufgehen der ganzen Bauchdeckenwunde erleben. Meine graphisch dargestellten Fälle von Dickdarmcarcinom-Operationen, die ich weiter unten noch bringen werde (Abb. 4), lassen das ebenfalls deutlich erkennen, wobei noch durchaus möglich ist, daß in den wenigen Fällen von Bauchdeckeneiterungen + Wunddehiscenz die Bauchdeckeneiterung sekundär entstanden sein kann infolge bereits längere Zeit vorher unerkannt erfolgten Aufgehens der Wunde. Das kann ich verständlicherweise retrospektiv jetzt aus meinen Krankengeschichten nicht mehr beweisend herauslesen. Wir finden bei Bauchdecken*eiterungen* wohl ein Aufgehen der Naht, und zwar meist erst der oberflächlichen und dann der tieferen Gewebsschichten unter dem Druck des Eiters, nur unverhältnismäßig selten mal auch ein Auseinanderweichen der Peritonealnaht. Wie oft müssen wir aber im Gegenteil in solchen Fällen der Bauchdeckeneiterung erst durch künstliche oberflächliche Nahteröffnung dem Eiter Abfluß verschaffen. Diese im Schrifttum immer wieder bestätigte Tatsache zeigt doch wohl ohne Zweifel an, daß dort, wo infolge einer Infektion eine starke Entzündungsreaktion angelaufen ist, auch die Regenerationskraft der Gewebe gesteigert ist, wie auch die Stärke und Breite der Narbe nach Wundinfektion erkennen läßt. Ausnahmen bestätigen auch hier selbstverständlich die Regel.

Wie aus den kurzen Bemerkungen über das Verhalten der Haut bei der Wunddehiscenz hervorgeht, *unterliegen die ektodermalen Anteile bei der Wundheilung offenbar anderen Gesetzen.* Dasselbe müssen wir von den *endodermalen Gewebsabkömmlingen* annehmen. Denn warum gehen bei den von uns beobachteten Bauchdeckendehiscenzen nicht auch die Darmnähte auf? Eine Unterstützung dieser Ansichten finden wir bei Versuchen an primitiveren Lebewesen, z. B. Amphibien, wie ich einer Arbeit von WEBER über die Wundheilung bei einer Salamanderart entnehme. Bei dieser Tierart besitzen alle drei am Aufbau beteiligten Formationen ihr eigenes Blastem je nach Keimblattderivaten aus Mesoderm, Ektoderm und Mesektoderm (KUHN, ANTON, zit. nach WEBER), die sich an der Herstellung des Wundverschlusses schon unter „normalen" Versuchsbedingungen zeitlich und gradlich unterschiedlich beteiligen.

Sind also nach den neueren Erkenntnissen (BARON, HEGEMANN, u. a.) in Übereinstimmung mit auch älteren Vorstellungen (v. GAZA, 1927) über die Wundheilung beim Menschen aus den dem Mesenchym angehörigen Geweben insbesondere das Bindegewebe und die Capillaren bevorzugt beteiligt, so fragt es sich nun, *welche Faktoren* maßgeblich imstande sind, die physiologische Wundheilung, insbesondere *die mesenchymalen Reaktionen durch die dabei stets nachzuweisenden Entzündungsreize so entscheidend zu stören*, daß es zur schlechten Wundheilung, ja zur Wunddehiscenz kommt.

Darüber ist eine solch große Zahl von klinischen und experimentellen Arbeiten veröffentlicht, daß ich es mir versagen muß, auch nur die Autoren alle zu nennen. Ich erwähne lediglich aus der neuesten Zeit STANLEY (1950), HOFSTÄTTER (1952), WAHLE (1957), BUDICH (1958), bei denen Interessenten die entsprechenden Literaturangaben finden. Die angeschuldigten Faktoren für diese mesenchymalen Störungen kann ich ohne langweilig zu werden, nicht einmal auch nur stichwortartig alle aufzählen. Da wurden vorgebracht und diskutiert und von mir zum Teil schon angedeutet die Abhängigkeit vom Alter, vom Geschlecht, vor allem von der Grundkrankheit (in vielen Fällen Carcinome), bestehende Anämie, Hypoproteinämie, allgemeine Ernährungsfaktoren mit den durch sie bedingten Stoffwechselstörungen im Eiweiß-, Mineral- und Wasserhaushalt, Elektrolytverschiebungen, Stoffwechselkrankheiten wie Diabetes, Hypovitaminosen, vor allem Vitamin C-Mangel, Dysfunktion im Endokrinium, hervorgerufen durch jede Art von Stress als Adaptationskrankheit im Sinne von SELYE und in diesem Zusammenhang namentlich hormonale Veränderungen im HVL-NNR-System, schließlich auch mechanische Faktoren und vieles andere. Im Vergleich mit den Riesenzahlen der Kranken, die unter anscheinend gleichartigen Bedingungen keine Wunddehiscenz erleiden, verliert der einzelne Faktor unter den vielen aufgeführten, so sehr ihm unter Umständen eine Mitwirkung oft nicht abzusprechen ist, doch an entscheidender Bedeutung. Vielleicht ist es hier so, wie vielfach auch sonst, daß erst durch das Zusammentreffen von mehreren Faktoren oder abwegigen Reaktionen die eigentliche Schadenswirkung zustande kommt. Dennoch sollten wir versuchen, sie möglichst auf einen Nenner zu bringen oder wenigstens gruppenweise zu ordnen. Das dürfte am ehesten möglich sein, wenn wir die bei Wunddehiscenzen letzten Endes klinisch und histologisch resultierende, deutlich erkennbare *Hemmung der Heilentzündung sowie die nachweislich herabgesetzte Reaktion des Bindegewebes und Capillarsystems* als Grundlage für unsere Betrachtung nehmen. Hierzu könnten unsere eigenen Beobachtungen beitragen, wie noch zu zeigen sein wird.

Auch eine *Steigerung der Entzündungsvorgänge* kann bei der Heilung der Wunde von Übel sein. Klinische Erfahrung bei bakterieller Infektion der Wunde lehrt das zur Genüge. Doch führt die Steigerung der Heilentzündung ganz andere Zustände herbei als die Hemmung der Heilentzündung. Im einzelnen kann ich wiederum hier nicht darauf eingehen.

c) Modellfall der Rectum-Sigma- und Coloncarcinomoperationen aus eigener Klinik

Um nun näher an das Kernproblem heranzurücken, wollen wir einmal am Modellfall der Wunddehiscenzen aus meinem eigenen Krankengut die *Wunddehiscenzen nach Carcinomoperationen des Dickdarmes und des Sigma bzw. Rectums* analysieren.

Wie in der Abb. 4 graphisch dargestellt, haben wir von 450 *Rectum-Sigmabzw. Colon-Carcinomen* meiner Abteilung (BODE) *409 operiert und* hierbei *25 Wunddehiscenzen der Bauchdeckennaht* erlebt, das sind 6,1% — (Der Hundertsatz der Wunddehiscenzen — einschließlich der Dickdarmcarcinom-Operationen — bei meinen sämtlichen Laparotomien war, wie ich schon sagte, 0,57% und unter Abzug der Appendektomien 1,07%).

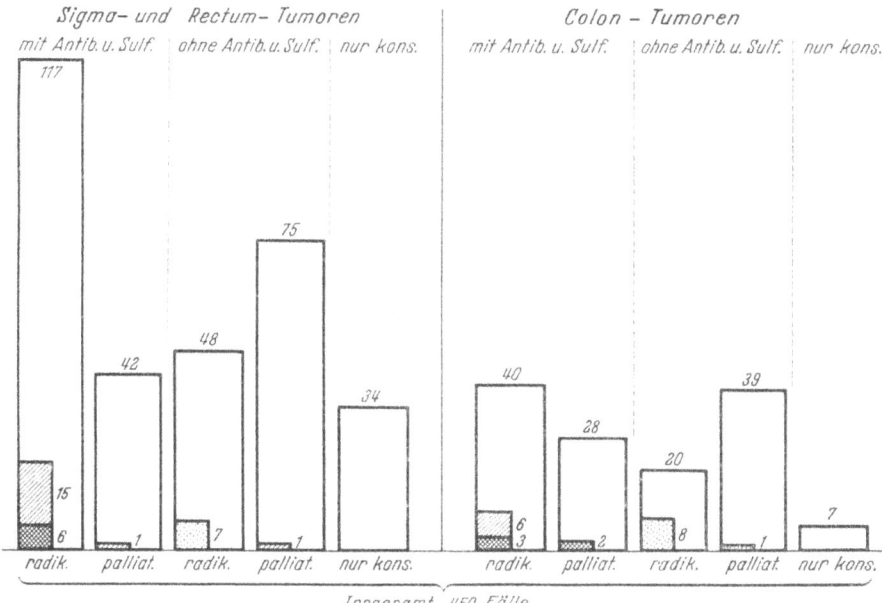

Abb. 4. Darstellung der Behandlung von 450 eigenen Rectum-Sigma- bzw. Coloncarcinomen und der Wundheilungsstörungen bei 409 operierten Fällen in Beziehung zur Sulfonamid- und Antibiotica-Prophylaxe. ☐ Gesamtzahl ▨ Nahtdehiscenzen ▨ Bauchdeckeneiterungen und Nahtdehiscenzen ☐ Bauchdeckeneiterungen ohne Nahtdehiscenzen

Die 450 Dickdarmcarcinome betrafen 316mal das Rectum und Sigma, 134mal das Colon. Hiervon konnten 225 radikal operiert werden (= 50%), nämlich 165 Rectum- und Sigmacarcinome und 60 Coloncarcinome. 117 Kranke mit Rectum-Sigmacarcinomen konnten nur Palliativoperationen unterzogen, 34 gar nicht operiert werden. Und bei den Coloncarcinomen konnte 67mal nur eine Palliativoperation vorgenommen werden, während 7 nur konservativ behandelt wurden.

Unter den Dickdarmcarcinom-Operationen waren bei 227 prophylaktisch *mit* Antibiotica und Sulfonamiden Behandelten 24 Wunddehiscenzen = 10,67% gegenüber nur einer einzigen Wunddehiscenz = 0,55% bei 182 *nicht* so vorbehandelten Operierten. Das kann kein Zufall sein, sondern muß, wie auch das rapide

Ansteigen der Häufigkeitskurve der Wunddehiscenzen mit dem Jahre 1954 erkennen läßt, mit der seit eben dieser Zeit systematisch bei uns eingeführten Antibiotica-Prophylaxe zusammenhängen.

Diese Carcinomträger waren im Durchschnitt 63 Jahre alt. Damit sind selbstverständlich von vornherein eine Reihe von Vorbedingungen gegeben, die auch früher schon für das Auftreten von Wunddehiscenzen ursächlich in Anspruch genommen wurden, wie z. B. hohes Alter, Störungen im Gesamtstoffwechsel, namentlich im Eiweißhaushalt. Andererseits ist aber eben durch die hier getroffene Auswahl einer besonderen Krankheitsgruppe eine seltene Einheitlichkeit des zu vergleichenden Krankengutes gegeben, so daß den einzelnen zu diskutierenden Faktoren, wenn sie in diesem beschränkten Krankengut gehäuft vorkommen, doch um so eher eine pathogenetische Rolle dabei zuerkannt werden dürfte.

Mit dem Einführen der Antibiotica-Prophylaxe sank gleichzeitig die Zahl der überall und auch bei uns gerade bei Dickdarmcarcinomen als besonders gefährdeten Laparotomien immer gehäuft auftretenden Wundinfektionen beträchtlich: eine *Eiterung der Bauchdeckenwunde* erlebten wir bei 182 *ohne* Antibiotica Vorbehandelten 16mal = 8,78% und bei 227 Fällen *mit* Antibioticaprophylaxe nur 11mal = 4,85%, das ist also nur halb soviel. Die dadurch bewirkte Besserung der Wundheilung drückt sich eindeutig auch in der Dauer des Krankenhausaufenthaltes aus, der unter dieser Art Prophylaxe um ein Drittel gekürzt werden konnte.

Wir dürfen daraus ohne Zwang in Analogie mit den Erfahrungen Fuss' schließen, daß *durch die Antibiotica-Prophylaxe die bakterielle Infektion ganz wesentlich gebessert wird*, hingegen *Wundheilungsstörungen in einem unerwartet größeren Prozentsatz zunehmen*. Eine Diskussionsgrundlage hierfür werde ich noch geben.

Es ist uns aufgefallen, daß, obwohl bei uns alle Rectum-Carcinome abdominosacral operiert werden, und zwar seit Einführung der Antibiotica-Prophylaxe einzeitig, *niemals dabei eine Wunddehiscenz der Sacralwunde eintrat*, die wir über einem eingelegten fingerdicken Drain immer primär dicht vernäht haben. Doch dafür werde ich weiter unten (S. 40) einen Erklärungsversuch bringen, der, das sei hier schon vorweggenommen, sich auf die gerade in der Sacralwunde stets auftretende Entzündung bezieht.

Nun eine weitere Beobachtung bei den von mir als „Modellfall" für Wunddehiscenzen herausgestellten Dickdarmcarcinom-Operationen auf ganz anderem Gebiet:

Wie aus der Abb. 2 hervorgeht, steigt die Häufigkeitskurve der Wunddehiscenzen bei uns seit 1954 rapide an. Das ist nicht nur die Zeit, in der wir systematisch eine ausgiebige Prophylaxe mit Antibiotica und Sulfonamiden, sondern auch mit den *neuzeitigen Narkosemethoden* angefangen haben. Die Tabelle in Abb. 5 zeigt das Häufigkeitsverhältnis der angewandten Betäubungsverfahren überhaupt und insbesondere die Verwendung von *Phenothiazinkörpern in Verbindung mit Muskelrelaxantien (Curare, Flaxedil)* bei diesen unseren Dickdarmcarcinom-Operationen an. Aus der Tabelle ist zu entnehmen, daß von 25 Wunddehiscenzen 18 in Phenothiazin-Curare-Narkose, 3 in Phenothiazin-Evipan-Flaxedil-Narkose, 2 in Eunarcon bzw. Evipan-Äthernarkose, 1 in Paravertebral- und 1 in Lumbalanaesthesie operiert worden waren. Dabei zeigt sich, daß unter

Antibiotica- bzw. Sulfonamid-Prophylaxe bei Phenothiazindarreichung und gleichzeitiger Curare-Verabfolgung Wunddehiscenzen im Verhältnis 5:1 und bei Verabfolgung von Phenothiazin-Evipan-Flaxedil im Verhältnis 19:1 aufgetreten waren. Ohne Phenothiazine und ohne Muskelrelaxantien war das Verhältnis bei Eunarcon bzw. Evipan-Äthernarkose 16:1 und bei Paravertebralanaesthesien 36:1. Bei allen hier aus der Tabelle herausgezogenen Zahlenverhältnissen handelt es sich nur um die Fälle, die gleichzeitig einer entsprechenden Antibiotica- und Sulfonamid-Prophylaxe unterzogen waren.

Bei der Gegenprobe stellt sich heraus, daß unter allen anderen 182 Operierten, die weder mit neuzeitigen Narkosemitteln noch mit Antibiotica und Sulfonamiden prophylaktisch behandelt waren, nur eine einzige Wunddehiscenz bei Lumbalanästhesie zur Beobachtung kam.

	Eunarcon bzw. Evip	Eun od Evip Aether	Peridural	Lumbal	Evip·Flax (Phenothiazine○)	Curare	Lokal
ohne Antibiotica u. ohne Sulfon	13	107	9	40	9 (8)	1 (—)	3
Wunddehiscenz	—	—	—	1	— (—)	— (—)	—
mit Antibiotica u. Sulfonamid	4	32	36	6	24 (19)	125 (62)	—
Wunddehiscenz	—	2	1	—	3 (1)	18 (12)	—
Verhältnis Nark.Mittel:Wunddeh.	—	16:1	36:1	—	8:1	7:1	—
Phenoth·Wunddeh.	—	—	—	—	(19:1)	(5:1)	—

Abb. 5. Einfluß der Narkosemethodik und der Antibiotica- und Sulfonamid-Prophylaxe auf die Wunddehiscenz bei 409 Dickdarmcarcinomoperationen aus eigener Klinik

Hier läßt sich nach meiner Meinung ein ursächlicher Zusammenhang nicht abstreiten. Es ist bei diesen verhältnismäßig kleinen Zahlen selbstverständlich schwierig, wenn nicht unmöglich, einen unwiderleglichen Beweis für oder gegen meine Annahme zu erbringen oder gar den Wert der einzelnen Pharmaca abzuwägen.

Möglich ist auch, daß erst die *Summation der beiden Störungsfaktoren Antibiotica und Phenothiazine bzw. Phenothiazine + Curare* der Häufung der Wundheilungsstörungen zugrunde liegt.

2. Ursachen der Wundheilungsstörungen

a) Betäubungsverfahren

Wie nun diese Mittel jedes für sich imstande sind, Wundheilungsstörungen zu verursachen und welche anderen Ursachen noch in Frage kommen, muß ich nunmehr auseinandersetzen.

Das Schrifttum namentlich über die zuletzt genannten Mittel mit klinischen Beobachtungen und experimentellen Untersuchungen ist noch nicht so sehr groß, weil der Blick der Kliniker und Anaesthesiologen, die sich ja im wesentlichen damit befassen, fast ausschließlich auf andere Wirkungen gerichtet war. Wie aus der folgenden Darlegung, die ich ja nun leider mit einer vielleicht nicht allen erwünschten Kürze bringe, zu ersehen ist, ergibt sich noch als weitere Eigentümlichkeit, daß diese Mittel ihre schädlichen Nebenwirkungen auf Wegen erreichen, die entweder parallel verlaufen oder sogar dieselben sind, nämlich über die vegetativen zentralen Regelstellen.

Eine kurze Zwischenbemerkung über andere Betäubungsarten darf ich einflechten. Mögliche Schädigungen der Gewebe durch *Operation in örtlicher Betäubung*, gegebenenfalls bedingt durch Adrenalinzusatz, möchte ich übergehen, da in meiner Klinik infolge der Fortschritte der heutigen Allgemeinnarkosetechnik die Lokalanaesthesie ganz in den Hintergrund gedrängt ist. Wie aber DERRA in seinem Kongreßreferat 1950 betonte, sind fatale Ernährungsstörungen außer bei primär schlechter Gewebsdurchblutung nicht nur durch Adrenalinwirkung, sondern auch durch Gefäßkompression infolge der Infiltration der Gewebe an Zehen und Fingern (HANKE, KIRSCHBACH, MAKAI, WOLFSOHN), am harten Gaumen (HAMMER, ROMSYKA) und an den Bauchdecken (BÖRNER, JOSEFOWITSCH, KOCH, WAGNER) vorgekommen.

Es wird interessieren, daß KÖSTER und KASMAN bei ihren in 892 Fällen bevorzugten *Rückenmarksanaesthesien*, also ohne örtliche Gewebsschädigung, auch in 0,22% Wunddehiscenzen erlebten.

Wenn sonst die Art der Betäubung bei Bauchoperationen für das Aufgehen der Wunden verantwortlich gemacht wird, dann meist im Verfolg mechanistischer Gedankenrichtungen, die sich auf das postoperative Husten, Pressen und Würgen beziehen. Doch auch der Verbrauch der Alkalireserven bei länger dauernden Narkosen und eine danach eintretende Acidose werden beschuldigt (s. HOFSTÄTTER). Wenn aber gleichzeitig mit der häufigeren Anwendung moderner Narkoseverfahren mit Muskelrelaxantien oder Phenothiazinderivaten auch die Wunddehiscenzen auffallend sich mehren, so können die vorgebrachten physikalischen Gründe wohl kaum dafür in Anspruch genommen werden.

b) Curare und synthetische Muskelrelaxantien

Die Besprechung von *Curare* und *synthetischen Muskelrelaxantien* als Ursachen von Störungen der Wundheilung möchte ich kurz fassen, um den Rahmen nicht zu überspannen.

Bei meinen 25 Wunddehiscenzen nach Dickdarmcarcinom-Operationen wurden diese Mittel 21mal angewandt, so daß ein Zusammenhang, im Verein oder in Summation mit anderen Schadenswirkungen, nicht sicher von der Hand zu weisen ist. Der Wirkungsmechanismus könnte meines Erachtens über die Beeinflussung der Capillarpermeabilität gehen (KOOTZ und Mitarbeiter).

Im allgemeinen begegnet man einer ablehnenden Haltung gegenüber der hier geäußerten Vermutung eines Zusammenhangs zwischen Wundheilungsstörungen und Curare, was ich auch bei Gesprächen im Anschluß an mein Referat auf dem Chirurgenkongreß 1958 wiederholt feststellen mußte. Da aber dem Curare auch eine ganglioplegische Wirkung nachgesagt wird (GÖPFERT und Mitarbeiter), so könnten hier trotz der immer wieder hervorgehobenen kurzen Wirkungsdauer des Curare und der anderen Muskelrelaxantien dennoch zum Teil ähnliche Wirkungsmöglichkeiten auftreten, wie bei den im folgenden zu besprechenden Mitteln zur potenzierten Narkose.

Vom Curare sind Nebenwirkungen allerdings anderer Art bekannter, wie Blutdrucksturz, starke Sekretion der Bronchen und Speicheldrüsen, Bronchokonstriktion, die zum Erstickungstod führen kann, Kreislaufschock mit Bluteindickung. Sie werden darauf zurückgeführt, daß das Mittel in den Muskeln Histamin freimacht, und lassen sich durch Antihistaminstoffe hemmen oder gänzlich aufheben (MOLLER). Weil aber Histamin entzündungsfördernd wirkt, möchte auch ich aus diesem Grunde dem Curare jedenfalls allein keine hervorragende Rolle bei der Entstehung der Wunddehiscenzen beimessen.

c) Mittel zur „potenzierten Narkose", insbesondere Phenothiazine

Anders ist es mit den *Mitteln zur „potenzierten Narkose"*.

In der Kurve der Abb. 2 sind von BUDICH aus meiner Klinik 41 Wunddehiscenzen (einschließlich der soeben besprochenen 25 Dickdarmcarcinom-Operationen) aus den Jahren 1945—1957 dargestellt, mit einem Kurvenanstieg seit dem Jahre 1954. Ab dieser Zeit verwenden wir, wie schon gesagt, systematisch Mittel zur „potenzierten Narkose". Unter unseren Wunddehiscenzen waren allein seit eben dieser Zeit 20, die einer solchen Narkose unterzogen worden waren, so daß ein Zusammenhang mit diesen Narkosemitteln angenommen oder ausgeschlossen und im letzten Fall eine andere Ursache gesucht werden muß.

Eine Bestätigung oder einwandfreie Begründung haben BUDICH und auch ich selbst in ausgedehnten Literaturstudien nicht gefunden. Eine Begründung bis zu einem gewissen Grade vermag ich jedoch zu geben, ohne allerdings einen schlüssigen Beweis dafür liefern zu können, was ja auch bei dem zweifelsohne komplexen Geschehen dieser Wundheilungsstörung schwierig sein dürfte. Zum mindesten glaube ich mit Herausstellung dieser Frage eine Diskussionsgrundlage geben zu können und zu weiteren Beobachtungen und Forschungen anzuregen.

Zunächst erscheinen mir einige Begriffsklarstellungen nötig, denn nicht nur in der Vorstellungswelt vieler Chirurgen, sondern auch in der Fachliteratur herrscht hier in bezug nicht nur auf die Wirkung, sondern sogar auf die Nomenklatur trotz erfreulicher Fortschritte durch das Mitwirken der Anaesthesiologen noch eine ziemliche Verwirrung. Wenn ich dennoch, trotz der nun folgenden kurzen Definitionen im weiteren Verlauf die eigentlich notwendige Trennung nicht immer durchführe, sondern nur von *Phenothiazinen* spreche, so deshalb, weil sie die den Begriffsdefinitionen zugrunde liegenden Zustände meist mit herbeiführen helfen, auch in der überwiegenden Zahl meiner eigenen Fälle gleichzeitig gegeben worden waren.

„Narkobiose" (DECOURT), in Deutschland meist als „potenzierte Narkose" bezeichnet, und *„künstlicher Winterschlaf"* (LABORIT), wofür wir lieber setzen wollen *„kontrollierte Hypothermie"*, sind nicht als Synonyma zu verwenden, obwohl zur kontrollierten Hypothermie weitgehend narkobiotische Medikamente verwandt werden. Eine ganglioplegische Wirkung wird den narkobiotischen Mitteln abgesprochen (DECOURT).

Die bekanntesten und von uns verwandten *Mittel zur potenzierten Narkose* sind *Megaphen* (= Chlorpromazin) und Atosil (= Promethazin), meist im Gemisch mit *Dolantin* und *Atropin* gereicht.

Wiederum etwas anderes sind die *„Ganglienblocker"*. Ihre hervorragende Wirkung besteht in der Blutdrucksenkung, woran auch die peripheren Gefäße beteiligt werden, so daß ihre Verwendung besonders bei Operationen in gefäßreichen Gebieten empfohlen wird, weil durch sie eine Einschränkung der Operationsblutung zu erreichen ist.

Die gebräuchlichsten Ganglienblocker sind Pendiomid und Hexamethoniumbromid. Diese Mittel darf ich hier aber übergehen, obwohl ein Einfluß auf die Wundheilung durch reaktive Hyperämie nach Aufhören der Wirkung nicht ganz von der Hand zu weisen ist. Sie wurden in den an meiner Klinik beobachteten Fällen von Wunddehiscenz, auf die ich mich ja hier im besonderen beziehen möchte, nicht angewandt. Von KERN wird ausdrücklich darauf hingewiesen, daß, wie aus der Weltliteratur hervorgehe, Nachblutungen und Thrombosen in gleichem Maße wie bei Anwendung anderer Narkosemethoden auftreten, so daß sie nicht der mit diesen Mitteln „kontrollierbaren Hypotension" zur Last gelegt werden können.

Ich will mich hier beschränken auf eine kurze Besprechung der *Phenothiazine*, also der Mittel, die eine narkobiotische und dabei potenzierende Wirkung auf fast alle zusätzlich verabreichten Medikamente haben. Über ihren Wirkungsmechanismus gehen die Ansichten noch sehr auseinander. Es scheiden sich zwei Lager, von denen das eine ihre Wirkung hauptsächlich auf spezifische Zellsysteme (z. B. Hypophyse, Hypothalamus) zurückführt und die in der Peripherie beobachteten Effekte als Sekundärerscheinungen deutet, während die Autoren des anderen Lagers diese Wirkungen als zelldirekte, primäre Auswirkungen ansehen. Dieser letzten Ansicht, durch DECOURT vertreten und in einer ausführlichen Arbeit in „Ärztliche Forschung" (1955) deutsch niedergelegt, dürfen wir uns anschließen, wenn wir eine mögliche Beeinflussung der Wundheilung durch derartige Mittel in Erwägung ziehen, womit selbstverständlich auch wiederum nicht alle Wirkungsmechanismen erfaßt werden, da ja die Wundheilung nicht nur zentralen Einflüssen unterworfen ist, sondern ebenso hormonalen wie humoralen Einflüssen unterliegt und vor allem örtlich vor sich geht und damit auch von örtlichen Reizen und Reizreaktionen abhängt.

In der Frage der neurovegetativen Wirkungsweise der Phenothiazine wird ein vermittelnder Standpunkt von C. und H. SELBACH eingenommen, die nach einer kritischen Überschau über die inzwischen schon recht große Literatur die Charakteristik der Phenothiazinewirkung, zelldirekt wie auch über die vegetativen Regelzentralen, in einer Minderung sowohl der ergotropen als auch der trophotropen Erregungsbildung mit einer resultierenden Trophotropie erblicken, einem „allgemeinen Hypometabolismus" als Sparfunktion, der sich aus der positiven Dämpfung der vegetativen Regelfelder ergibt, in welchem Sinne sich auch schon LABORIT ausgesprochen hat. Als Ergebnis dieses so erzielten Spar- und Schonganges findet sich ein „Ungleichgewicht im Gesamtstoffwechsel" (SELBACH).

Die Wirkung der zur Rede stehenden Mittel ist jedoch nicht nur sympathicolytisch und parasympathycolytisch, sondern auch histamininhibitorisch (LABORIT), was für unser Thema auch insofern von Bedeutung sein kann, als damit durch den Verschluß des allerdings noch umstrittenen präcapillaren Sphinkters ein Versacken des Blutes im Capillargebiet, das sich bei nur sympathicolytischer Wirkung eventuell zeigen könnte, verhindert wird (IRMER).

Die Megaphen-Wirkung wird von CHEYMOL-DE LEEUW-OGER als „pharmakodynamische Hypophysektomie" bezeichnet, woraus auf ihren Einfluß auch auf das periphere Geschehen zu schließen ist. Diese Wirkung geht bekanntlich vor allem über das Nebennierenrindensystem und ist insbesondere im Hinblick auf das allgemeine Adaptationssyndrom SELYEs von verschiedenen Seiten studiert worden. Einige Arbeiten (z. B. PERLICK) beziehen sich auf die Regulationen der Gerinnungsfaktoren, die bei der Wundheilung, wie wir wissen, von Bedeutung sein können. Wir werden darauf noch zurückkommen. Im allgemeinen sind die auf die Wundheilung gerichteten Arbeiten und Ansichten über diese Mittel, die sich zum Teil nur eingestreut in andere Fragekomplexe finden, noch recht spärlich.

SCHAUMKELL ist der Meinung, daß Megaphen ohne Zwischenschaltung des Zwischenhirns direkt an allen Zellen angreift — *auch* an den Zellen des Zwischenhirns und der Hypophyse — und daß diese letztgenannten wie jede Körperzelle ohne Priorität erfaßt werden, weil sonst deren Ausfall hormonell ersetzbar sein müßte. Damit wäre meines Erachtens auch eine Lähmung der Peripherie zu erklären, die von anderen, z. B. LABORIT, abgestritten wird.

Mit den 1951—1952 durch LABORIT und HUGUENARD zur potenzierten Narkose wie zum Heilschlaf und zur kontrollierten Hypothermie eingeführten Mitteln soll die sogenannte Homoeostase nach CANNON erzielt werden, also der Organismus vor Umwelteinflüssen und Milieuänderungen geschützt werden. Jede Art von Stress (SELYE), auch das chirurgische Trauma, löst bekanntlich eine Kette von neuroendokrinen Reaktionen (Reilysche Alarmsyndrome) aus. Die Mittel zur „potenzierten Narkose" und zum Heilschlaf sollen nun den Organismus vor allem vor einer Verausgabung seiner ganzen Energien und Reserven bewahren (BÉNITTE), indem sie das gesamte Vegetativum ganglioplegisch (was, wie gesagt, von LABORIT bestritten wird), also sympathico- *und* parasympathicolytisch dämpfen, das Leben verlangsamen. Daß hierdurch nicht nur insbesondere der O_2-Verbrauch herabgesetzt, außerdem der Kohlenhydratstoffwechsel reduziert und durch Änderung der Zellpermeabilität der Histamineffekt abgewandt oder abgeschwächt werden, sondern auch andere für das innere Gleichgewicht lebenswichtige Funktionen gestört werden können, vornehmlich Blutdruck, Puls, Temperatur, Leukocytenzahl, Kalium-, Chlor- und Cholinesterasespiegel, die 17-Ketosteroid-Ausschüttung und vieles andere und letztlich sogar das Leben akut bedroht werden kann, wird darum nicht verwundern. Ich bringe nur diese Auslese aus den heute am meisten zur Diskussion stehenden Wirkungsmechanismen, die aber genügen wird, um erkennen zu lassen, wie tief diese wahrlich nicht indifferenten Mittel in den Organismus eingreifen.

Zahlreiche, sogar lebensgefährliche *Nebenwirkungen*, deren Entstehungsmechanismus meist noch nicht bekannt ist, werden beschrieben. Zum Teil können diese Wirkungen durch andere Mittel abgefangen oder abgebogen, zum Teil noch verstärkt werden. Aber auch da stehen wir noch in den Anfängen.

Die Literaturausbeute für die Beantwortung meiner speziellen Fragestellung des *Einflusses der zur potenzierten Narkose verwandten Mittel auf die Wundheilung* ist jedoch unerwartet gering. Die Anaesthesiologen, die sich wegen ihrer Sonderaufgabe bevorzugt damit beschäftigen müßten, richten ihre Aufmerksamkeit fast ausschließlich auf die Wirkungen auf den Gesamtorganismus und allgemeine Reaktionen. Meist kann man aus der Mitteilung anderer Erscheinungen nur Einflüsse auf die Wundheilung vermuten und läuft dann leicht Gefahr, sich in spekulative Betrachtungen zu verlieren, so wenn man z. B. aus den Veröffentlichungen über mögliche Nebenwirkungen die Gefahr des *Dekubitus durch die Verlangsamung des Kreislaufs* (ZETTLER), des Auftretens *parenchymatöser Nachblutungen* und der *Erhöhung der Blutungsbereitschaft* (STROHMAYER) herauszieht. Oder wenn man liest, daß durch präoperative Anwendung von Somatotropin, einem Antagonisten des ACTH und der Glucocorticoide, die künstliche Hypothermie erleichtert werde, die Wundheilung schneller vor sich gehe, die Stickstoffbilanz jedoch nach schweren Eingriffen positiv bleiben soll (LABORIT).

Oberflächliche künstliche Wunden bei Ratten epithelisieren unter Chlorpromazin unauffällig gegenüber Kontrolltieren, bei Verwendung von Reserpin (Rauwolfia-Alkaloid) ist der Heilverlauf etwas verkürzt, bei kombinierter Darreichung von Chlorpromazin und Reserpin, vermutlich durch Synergismus, deutlich beschleunigt (A. und H. HORMIA).

Bei einer homoioplastischen großen Hauttransplantation (Übertragung von Mutter auf Sohn) nach Starkstromverbrennung konnte SCHMITT durch prophylaktisch und lange Zeit nach der Operation hindurch fortgesetzte Verabreichung von Largactil und Phenergan eine histologisch gesicherte Einheilung bis zum Tode nach 30 Tagen an toxischer Gesamtschädigung erzielen. Ist auch nicht klar ersichtlich, ob nur die besonders günstigen Bedingungen in diesem Falle hier entscheidenden Einfluß hatten, so ist doch dem Autor in seiner Ansicht beizupflichten, daß hier die *antikörperhemmende Wirkung der Phenothiazine* wesentlich mitgespielt hat. Weil aber im Gewebsschnitt immerhin lymphocytäre und plasmacelluläre Infiltrate zu sehen war, bleibt es wahrscheinlich, daß es doch nach längerer Beobachtungszeit zur Auflösung gekommen wäre und es sich mithin nur um eine verlängerte Überlebenszeit des Homoiotransplantates gehandelt hat.

Diese Ansicht fußt augenscheinlich auf einer „logischen und physiologisch-biologischen Erklärung" gewisser Erscheinungen, die LABORIT bekanntgegeben hat. Er spricht der pharmakologischen Blockade durch Phenothiazine eine *Antibioticawirkung* zu, die durch die Aufrechterhaltung normaler Vasomotorenverhältnisse und das Ausbleiben einer durch vasoconstrictorische Reaktion bedingten *starken Hemmung der Entwicklung infektiöser Prozesse* unterstützt werde. Einstweilen handelt es sich hier noch um eine Hypothese, die aber unterstützt wird durch die Versuche von HALPERN und REBER (zit. nach LABORIT), die nachweisen konnten, daß Phenothiazine bei Tieren das Auftreten von Entzündungserscheinungen zwar verhindern, hingegen manchmal das spätere Auftreten einer Sepsis begünstigen, weil die Bildung der Abwehrschranken zur Isolierung einer Infektion unmöglich wird. Infolge der den Medikamenten nachgesagten, durch Antihistaminwirkung bedingten Kontraktion der präcapillaren Schließmuskeln soll diese Schrankenbildung verhindert werden, weil Hyperämie, Hyperpermeabilität der Capillaren und reticulohistiocytäre Mobilisierung ausbleiben. Die weitere „logische" Folgerung LABORITs ist der Vorschlag, den Kampf des Organismus gegen die Infektionserreger zu „verschieben", sei es, um die Reaktionsverhältnisse des Körpers zu verbessern, sei es, um die Zeit auszunützen, d. h. nach Bestimmung der Resistenz der Bakterien eine entsprechende energische Antibioticatherapie einzuleiten. Hier müssen klinische Erfolgsberichte abgewartet werden. In seinen Versuchen an Meerschweinchen zum Studium des Ablaufs der Gewebsreaktionen bei Entzündungen fand BEYER hingegen die cellulare Abwehrreaktion zwar nicht herabgesetzt, doch die reaktiven exsudativen Erscheinungsformen verzögert. Er möchte sich darum nicht der Vorstellung eines durch diese Mittel bewirkten Winterschlafes auch der Zellen anschließen.

Die für unsere Betrachtung der aseptischen Wundheilungsstörung aus den spärlichen Mitteilungen über die Wirkung der Phenothiazine zu ziehende Schlußfolgerung scheint mir dennoch die *Tatsache ganz offensichtlich vorhandener Hemmung der Stoffwechselstörung nicht nur bei der Entzündung durch Infektion, sondern zwangsläufig wohl auch bei der Entzündung, die normalerweise jede Wundheilung begleitet, zu sein.*

Unter der kontrollierten Hypothermie sahen BOBBIO u. a. ebenso wie RÖTTGEN keine Wundheilungsstörung. Die Hautwunden heilten normal, komplikationslos und ohne Infektion. RÖTTGEN erschien jedoch im Zusammenhang mit dem Auftreten postoperativer Hirnödeme nicht unwichtig, zu bemerken, daß Flüssigkeitsabsonderungen in der Wunde in der Wiedererwärmungsphase auftraten. Es handele sich hier aber nicht um Blutungen, wie sie HUGUENARD erwähnt, sondern um Flüssigkeitsansammlungen aus Liquor, Blutresten und Zelldetritus. Nach Punktion traten sie nicht wieder auf und die Zeichen der Hirnkompression verschwanden schlagartig. Es wäre darauf zu achten, ob nicht auch in anderen Wunden gelegentlich auftretende *Serome* gleichfalls als örtliche Reaktionen nach Aufhören der eigentlichen Wirkung der verwandten Mittel vermehrt nachzuweisen oder so zu deuten sind; denn Serome werden als Vorläufer der Wunddehiscenz betrachtet (HESSELTINE-CLOSE-BOHLENDER). Auch wir sahen sie mitunter.

HEGEMANN teilte mit, daß experimentell gesetzte Wunden und Knochenbrüche bei im Winterschlaf, also in einem überwiegenden Parasympathicotonus befindlichen Tieren eine schlechte Heilungstendenz aufweisen. Erst mit einem gesteigert wieder einsetzenden Sympathicotonus trat die Heilungsphase ein. Der Deutungsversuch BUDICHs hierzu ist diskussionsfähig, daß dies gerade durch den Ausfall des Sympathicus, vor allem nämlich der prophlogistischen Nebennierenrindenhormone, *und* den gleichzeitigen Ausfall der antiphlogistischen parasympathicotonischen Nebennierenrindenhormone bedingt sei; ein ansprechbares Vegetativum sei aber erforderlich, was bei Winterschlaftieren offensichtlich nur für eine der beiden Reaktionslagen zutreffe. Das aber ist wieder mit SELBACHs Ansicht nicht in Einklang zu bringen und widerspricht auch allen anderen Anschauungen und Erfahrungen.

Tierexperimente lassen sich ja nun nicht ohne weiteres auf den Menschen übertragen, und beim VNS ist besondere Vorsicht in dieser Hinsicht geboten.

Des weiteren fanden LÖFSTRÖM-ZEDERFELDT unter Hypothermie die Wundheilung bei Kaninchen verzögert, und zwar augenscheinlich infolge der hierdurch bedingten Anhäufung von Blutzellen in den Capillaren.

α) *Veränderungen im Eiweißhaushalt*

BALL und VOSSIUS fanden bei durch *Phenothiazine* in kontrollierte Hypothermie versetzten Meerschweinchen bis zu 6 Tagen nach der Wundsetzung keinerlei Unterschiede der Wundheilung gegenüber Kontrolltieren, jedoch kleinfleckige Massennekrosen der Leber, wie auch MAIER und RÜTTNER toxische Hepatosen nach langdauernder Verabreichung von Megaphen berichteten. Ob durch den letzten Befund nun nicht doch früher oder später, vor allem bei kranken Menschen mit nicht mehr ganz funktionsfähiger Leber, über *Veränderungen im Eiweißhaushalt* letzthin auch Störungen bei der Wundheilung auftreten können, das anzunehmen, ist zumindest theoretisch nicht ganz abwegig.

Durch Phenothiazin-Präparate werden das körpereigene *Heparin* vermehrt und der *Faktor V und VII* sowie das *Prothrombin* vermindert und gleichzeitig das *Heparin-Antithrombin* gesteigert. Es kann aber auch bei stärkerer Temperaturherabsetzung eine Kreislaufgegenregulation mit sympathicotonen

Reaktionsformen in Erscheinung treten (PERLICK). Ein Einfluß auf die Verklebungsfähigkeit der Wundränder scheint mir hierdurch, vor allem also in den ersten Stunden und Tagen bei der üblichen Dosierung der Droge im Rahmen der Möglichkeit zu liegen, womit einer der Gründe für Wundheilungsstörungen geschaffen werden könnte. Auch die Bemerkung von PERLICK und Mitarbeitern, daß in den postoperativen Schwankungen der Blutgerinnung nach Ausklingen der potenzierten Narkose umgekehrt auch wieder eine *erhöhte Thrombosegefährdung* liegt, ist zu beachten und sollte meines Erachtens viel häufiger den Anlaß zu histologischer Untersuchung der Wundumgebung geben, um festzustellen, ob hier nicht Hämorrhagien oder im Gegenteil vielleicht gerade eine gesteigerte Thrombosebereitschaft vorliegen, wodurch der Blut- und Säfteaustausch in der Wunde im einen wie im anderen Falle gestört werden kann.

Unter 9 von 10 Thoraxoperierten blieb allerdings bei den Untersuchungen von PERLICK, DIESNER und FLEMMING der erwartete hohe Fibrinolyseanstieg unter Anwendung der potenzierten Narkose aus. Nur bei der Hälfte der Fälle wurde eine sehr schwache, im Bereich der Norm liegende entsprechende Reaktion unmittelbar nach der Operation beobachtet. Unter der Einwirkung von Phenothiazinen soll infolge der neuroplegischen Eigenschaften dieser Mittel das Gerinnungsmilieu einem mehrphasigen Wandel unterworfen werden, insbesondere eine Desensibilisierung stattfinden und durch Einfluß auf die vasale hämodynamische Komponente die Ausbildung einer Thrombose verhindert werden können (OSTEN), so daß also nach allem eine Verhinderung der Wundverklebung eben infolge mangelnder Fibrinbildung auch hierdurch zu erklären wäre.

Es scheint also noch manches in diesem speziellen Fragenkomplex nicht geklärt. Ich verweise des weiteren hinsichtlich der Fibrinolyse auf die noch folgende Besprechung des Thrombose-Embolie-Problems.

β) Einfluß auf Hypophysenvorderlappen und Nebennierenrinde

Nur einen Vorgang in diesem komplexen Geschehen möchte ich herausgreifen, der in das *Endokrinium* hineinreicht:

In diesem Reaktionsablauf werden von Nebennierenrindenhormonen *Mineralocorticoide und Glucocorticoide* ausgeschüttet, von denen die ersten regulativ besonders auf den Kalium- und Natriumhaushalt einwirken, die letzten auf den Eiweiß- und Kohlenhydratstoffwechsel Einfluß ausüben. Diese Erfahrungen gehen insbesondere auf SELYE und TONUTTI zurück. Den Mineralocorticoiden wird eine prophlogistische, den Glucocorticoiden eine antiphlogistische Wirkung zugeschrieben. Die entzündungswidrige Wirkung sowohl des adrenocorticotropen Hormons (ACTH) der Hypophyse wie auch der in der Alarmreaktion durch sie stimulierten Glucocorticoide der Nebennierenrinde ist experimentell erwiesen. Vermehrte Ausschüttung von Glucocorticoiden ebenso wie die therapeutische Verabfolgung in Form von Cortison und Hydrocortison hemmen die Fibroblastenproliferation und damit die mesenchymale Entwicklung des Keimgewebes und des Bindegewebes, hemmen weiter die Leukocytenauswanderung, Histiocytenwucherung, steigern die Fibrinolyse, homogenisieren die kollagenen Fasern und reduzieren die Grundsubstanz: alles Vorgänge, welche die Wundheilung stören (ALRICH-CARTER-LEHMAN; KUHLGATZ; WAHLE). Bei gesunden Tieren wird durch experimentelle Cortisongaben die Wundheilung nur gehemmt, weil ja auch das prophlogistische Corticoid von dem Normaltier selbst weiter produziert und so die antiphlogistische Wirkung in Schranken gehalten wird. Dagegen kommt es zu vollständigem Versagen der Wundheilung, zur Wundruptur im Experiment, wenn adrenalektomierten Ratten Cortison verabreicht wird.

Bei täglicher Verabreichung von 1 mg Cortison/100 g Körpergewicht bis zu einer Gesamtmenge von 7 mg an adrenalektomierte Meerschweinchen beobachtete auch WAHLE am 7. Tage p. op. einen Platzbauch.

Der vermutete Antagonismus zwischen Cortison und DOCA (= Desoxycorticosteronacetat) wurde im histologischen Bild der Laparotomiewunden von Meerschweinchen mit intakten und entfernten Nebennieren untersucht und dabei der obige Befund erhoben, womit ein Beweis mehr für die Mitwirkung des Cortisons erbracht wurde, also erwiesen ist, daß entzündungswidrige Reaktionen den Platzbauch begünstigen.

Doch ganz unwidersprochen sind die hieraus geschlossenen Folgerungen nicht geblieben, jedenfalls meinen LOCALIO-CHASSIN-MACKAY, ebenfalls auf Grund von Tierexperimenten, daß beim Menschen selbst hohe Dosierung immer noch zu niedrig sei, um derartige Komplikationen auszulösen. Interessant in dieser Beziehung ist, daß HARTENBACH bei großen operativen Eingriffen die Glucocorticoidausschüttung auf das 10—20fache vermehrt und mit seinem Mitarbeiter OTTO überhaupt in zunehmenden Alter, stress- bzw. ACTH-bedingt, gesteigert fand. Gerade aber im Alter und nach schweren Operationen treten auch die Wundheilungsstörungen gehäuft auf.

In seinem Referat der beiden vorgenannten Autoren kritisiert IRMER die Schlußfolgerungen jedoch insofern, als mehrere Änderungen der gemessenen Größen nicht allein auf ACTH-Ausschüttungen zurückzuführen seien, sondern teilweise atemabhängig und gerade während des operativen Geschehens in Narkose Folge gasaustauschbedingter Störungen der partialen Druckverhältnisse seien, intrapulmonale Krankheitsprozesse und hämodynamische Bedingungen Acidose hervorrufen, alimentäre Ursachen und die Grundkrankheit den Elektrolythaushalt schwer belasten können. So sehen wir an diesem Beispiel allein mal wieder, wie vielfältig verwoben miteinander die Reaktionen unseres Organismus sind und wie vielseitig die Probleme angefaßt werden müssen, bevor sie einer Klärung zugeführt werden können.

Wenn SCHAUTZ auch die histoplegische Wirkung des Cortisons auf die Mesenchymreaktion und damit eine Verzögerung des Heilungsvorganges in seinen Tierexperimenten bestätigen konnte, doch andererseits unter Phenothiazinwirkung einen rascheren Ablauf der Heilungsvorgänge glaubt beobachtet und gar in der gleichzeitigen Anwendung von Cortison und Phenothiazinen besonders begünstigende Momente für die Wundheilung gesehen zu haben, so erblicke ich darin nicht nur einen Widerspruch in sich, sondern auch einen Widerspruch gegen alle bisherigen klinischen Erfahrungen. Aber gerade deswegen fordern seine Untersuchungen eine experimentelle und klinische Nachprüfung heraus.

Über die genannten hinaus sind noch eine ganze Reihe anderer Wirkungsmechanismen dieser Hormone bekannt geworden, die ich aber als unsere Fragestellung nicht direkt berührend übergehe. Nur noch einige Worte über die *nachteiligen Folgen einer Cortison- bzw. ACTH-Therapie.* Die Eigenschaft des Cortisons, lokale Entzündung und Antikörperbildung zu hemmen, Temperatursteigerung zu verhindern und das Allgemeinbefinden zu beeinträchtigen, verschleiert den gewohnten klinischen Eindruck der Wundheilung derart, daß das Auftreten von Störungen rechtzeitig gar nicht erkannt werden kann. Sparsamste Medikation ist deshalb dringend anzuraten (J. REHN; KUCHER-STEINBEREITHNER; BAXTER-SCHILLER-WHITESIDE-STRAITH; PASQUALINI).

Wenn GEOGHEGAN und BRUSH bei *gastrointestinalen Anastomosen* von Hunden mit diesen Mitteln auch in sehr großen Dosen keine Nahtinsuffizienz und nicht einmal eine Änderung des histologischen Bildes des Anastomosenbereiches erlebten, so unterstreicht das die auffallende Tatsache, daß in der gesamten Literatur über eine Nahtinsuffizienz von intestinalen Anastomosen weder mit noch ohne gleichzeitige Dehiscenz der Bauchdecken irgendwelche Berichte zu finden waren. Es scheint so, wie eingangs schon erwähnt, als ob *die Wundheilung der Intestines anderen biologischen Gesetzen unterliegt*. Eine Insuffizienz der Anastomosennähte hat ihre Ursache vielmehr offensichtlich in Mängeln der Nahttechnik an sich und in hierdurch bedingten Infektionen.

Nur in einem Falle könnten vielleicht Vorteile für die Wundheilung aus der besonderen Wirkung des Corticons gezogen werden, nämlich in der *kosmetischen Chirurgie*, wo bei geringeren Graden von Narbenhypertrophie und Keloiden durch die allerdings schmerzhafte Injektionstherapie von Cortisonpräparaten, verbunden mit Röntgenbestrahlung, die Fibroblastenbildung gehemmt werden kann (DEKLEINE, GERTLER).

Sind wir nun auch über das Wie dieser *speziellen Hormonwirkungen* einigermaßen unterrichtet, so wissen wir noch kaum, warum und wann und unter welchen Bedingungen es beim Menschen unter ihrer Wirkung zu gelegentlich sogar fatalen Wundheilungsstörungen kommt, insbesondere, warum nicht in jedem Falle. Vorderhand bleibt uns nichts anderes übrig, als anzunehmen, daß auch hier die verschiedene Reaktionsweise der Nebennierenrinde von der jeweiligen Reaktionslage des VNS abhängig ist. Man ist heute gern geneigt, das *VNS hierfür in Anspruch zu nehmen*, wie es ja auch SELBACH und Mitarbeiter, wie bereits erwähnt, tun. Es fragt sich nur, wenn wir mit solchen doch offenbar abwegigen Reaktionen bei der Wundheilung zu rechnen haben, warum wir Wunddeshiscenzen nicht noch häufiger erleben.

γ) Vegetatives Nervensystem

Die Bedeutung des *vegetativen Nervensystems (VNS)* in diesem Zusammenhang habe ich verschiedentlich schon hervorgehoben. Schon aus früherer Zeit liegen zahlreiche Untersuchungen, namentlich von französischen und russischen Autoren vor. In Deutschland haben sich mit als erste LIEK sowie RIEDER in Tierexperimenten dieser Frage zugewandt, von denen RIEDER nach periarterieller Sympathektomie und noch stärker nach Grenzstrangresektion als Ausdruck der gesteigerten Hyperämie eine Beschleunigung der Wundheilung beobachtete, während die Durchtrennung der sensiblen Wurzeln des Rückenmarks sie verzögerte, und zwar durch das Überwiegen der Vasokonstriktionen. Gleichzeitige Durchtrennung der sensiblen Wurzeln und Grenzstrangresektion dagegen ließen keine Verzögerung mehr erkennen. Sogar histologisch faßbare Veränderungen in den Ganglienzellen des autonomen Systems beim Hunde (Ganglion cervicale craniale = Sympathicus und Ganglion nodosum = Parasympathicus) sind unter dem Einfluß verschiedener

Narkoseverfahren gegenüber nicht narkotisierten Hunden von R. STIEVE nachgewiesen worden. Dabei sollen die Ganglienzellen des Sympathicus schneller als die des Vagus reagieren. Gewiß sind diese Veränderungen an den Ganglienzellen, wie ich in verschiedenen Diskussionsbemerkungen hervorgehoben habe, was auch STIEVE in neueren Veröffentlichungen selbst zugibt, nach unseren heutigen Anschauungen Ausdruck einer Funktion der Ganglienzelle und reversibel. Gehäuft im Mikrobild angetroffen, könnten sie dagegen meiner Ansicht nach als Ausdruck einer Überbelastung des Systems angesehen werden. Und wenn eine solche Überbelastung einen bereits geschädigten Organismus trifft, wo, wie z. B. bei den Durchblutungsstörungen, aber auch bei anderen Krankheiten nachgewiesen, immer in den Ganglienzellen schwerste Strukturveränderungen der Zelle und des Zellkerns bereits vorliegen, so könnte doch allein schon eine Narkose hier in den anderen, vielleicht ebenfalls schon funktionell, doch histologisch noch nicht erkennbar geschädigten Ganglienzellen nunmehr irreversible Veränderungen hervorrufen, die rückwirkend in der Peripherie den Selbstausgleich im System unmöglich machen.

Es kommt aber beim VNS noch etwas Besonderes hinzu, das über solche hypothetischen Lokalbedingungen hinaus in der Systemeinheit liegt, nämlich in der jeweilig *vorherrschenden Reaktionslage* des Gesamtorganismus begründet ist.

„Normalerweise" sind die „vegetative Gesamtumschaltung" nach HOFF und das „allgemeine Adaptationssyndrom" von SELYE ein gesetzmäßiger Vorgang, der gleichermaßen unter physiologischen wie auch pathologischen Bedingungen zustande kommt. Störungen des Ablaufs dieser an sich unspezifischen Reaktionen können von den verschiedensten Stellen der neuro-vegetativen Kette ausgehen. Von der „Norm" abweichende Reaktionen treten jedoch im VNS in Abhängigkeit von der vegetativen Ausgangslage ein (WILDER, SELBACH). Auch das im einzelnen anzuführen, ist hier nicht der Ort.

Versuche zur *Erkennung der verschiedenen vegetativen Reaktionstypen* bringen uns vielleicht dem Erkennen der hier vorhandenen tieferen Gründe wenigstens und vor allem in bezug auf die Prophylaxe näher. Ich möchte in diesem Zusammenhang auf die Untersuchungen meines Mitarbeiters STEPHAN hinweisen, der nach chirurgischen Operationen mittels Elektrodermatographie (EDG) 3 Reaktionstypen feststellen konnte:

Typ I: Vegetativ Stabile überstehen selbst große Operationen oft ohne jede klinische und ohne mit dieser Untersuchungsmethode erkennbare Reaktion. Andererseits bleiben auch oft Schwerstkranke reaktionslos. Typ II: Schon präoperativ Labile zeigen postoperativ ein Erstarren in parasympathicotonen Werten. Zum Typ III gehören Kranke mit heftigen sympathicotonen Allgemeinreaktionen sowohl prä- wie auch postoperativ.

Bei der Gruppe des III. Typs, die schon rein klinisch bei einiger Erfahrung als vegetativ stigmatisiert anzusprechen war, fanden sich sämtliche postoperativ beobachteten Komplikationen, wie Lungenatelektase, Lungenembolie, Pankreatitis, Exitus letalis. Bei Leuten dieses Typs kommt es im Hinblick auf unsere besondere Fragestellung offenbar nach Aufhören des durch die Phenothiazin-Wirkung erzielten Ausgleichs der Spannungen im VNS mit geringem Überwiegen des Parasympathicotonus zu einem gegenregulatorischen Überschießen des an sich vorher schon abnorm erhöhten Sympathicotonus mit seinen geschilderten Fehlleistungen, von denen die Fibrinolysesteigerung und die Hemmung der mesenchymalen Reaktionen infolge der Vermehrung der ACTH-Produktion und der dadurch vermehrten Glucocorticoid-Ausschüttung für die Wundheilung die schlimmsten sind.

Die Art der Typeneruierung mittels EDG nach STEPHAN ist aber für die allgemeine Praxis leider zu umständlich, als daß sie grundsätzlich durchgeführt oder gar gefordert werden könnte. Leider sage ich deshalb, weil wir nämlich in den prophlogistischen Corticoiden (Desoxycorticosteronacetat = DOCA) das entsprechende therapeutische Gegenmittel haben, das jedoch andererseits ebenfalls nicht indifferent genug ist, um bei wundheilungsgefährdeten Kranken routinemäßig von vornherein gegeben werden zu können. Denn wer ist als in dieser Beziehung „gefährdet" anzusprechen? Äußerlich erkennbar ist dieser Krankentyp selbst bei entsprechend geübtem „ärztlichen Blick" nicht ohne weiteres. Aus dem zahlenmäßig doch recht geringen Vorkommen von Wunddehiscenzen könnte man eine solche programmatische Forderung nach Verabreichung von entzündungsfördernden Hormonen nicht begründen, obwohl ja gerade eine, wenn man mal so sagen darf, physiologische Entzündung für die Wundheilung erwünscht und unumgänglich notwendig ist, weil eine Steigerung dieser normalen entzündlichen Vorgänge ihrerseits wieder Gefahren heraufbeschwört. So steht man auch hier zwischen Scylla und Charybdis.

Aus diesen Überlegungen heraus sah sich BUDICH zu seinem Vorschlag veranlaßt, bei entsprechend gefährdeten Operierten, das sind vor allem Carcinom-Kranke, die mit Phenothiazinen narkotisiert werden, die Phenothiazinwirkung nicht mit dem Operationsende künstlich abzubrechen, sondern sich unter Weiterverabreichung von allerdings geringer werdenden Dosen im Verlauf einiger Tage aus der Phenothiazinwirkung herauszuschleichen, um den Sympathicus zur Vermeidung solcher Wundheilungsstörungen länger zu dämpfen.

In Unterhaltungen mit meinen Mitarbeitern tauchte auch einmal die Frage auf, ob wir vielleicht mehr Phenothiazine hätten geben sollen, da es doch Antihistaminwirkung habe. Ich habe das aber abgelehnt mit der Begründung der für die Wundheilung gerade notwendigen biologischen Entzündungsvorgänge, die wir nicht bremsen sollten, jedenfalls nicht unnötig. In dem meinem Referat auf dem Chirurgenkongreß 1958 nachfolgenden Vortrag von Herrn SCHAUTZ wurde gleichfalls hierauf Bezug genommen. Seine Gedankengänge haben die Schwierigkeiten des aufgeworfenen Problems nicht gerade vereinfacht.

Die Schlußfolgerung aus der bisherigen Besprechung ist die, daß in *bezug auf unsere bisherige Fragestellung die wichtigste Wirkung der Phenothiazine ihre Entzündungshemmung* ist, die sich auf die verschiedensten Teilerscheinungen der Entzündung und ihrer Abwehr erstreckt, und zwar zum allergrößten Teil auf dem Wege über das vegetative Nervensystem unter Vermittlung wahrscheinlich des Hypophysen-Nebennierenrindensystems. Vieles ist noch zu klären durch klinische Beobachtung, Laboratoriumsuntersuchungen und Tierexperimente.

d) Noxine

Sogar die „*Noxine*" von HABELMANN und GOHRBANDT, die in den „Spaltprodukten" v. SEEMENs ihre Vorläufer haben und von den Autoren als biogene Amine angesehen werden, die im Operationsgebiet aus der geschädigten und körpereigenen Gewebseiweißsubstanz entstehen sollen, sollen ihren *Angriffs-*

punkt im VNS haben, hier insbesondere am Reticulum terminale und nicht an den Gefäßwänden und Epithelien der Capillaren. Über das vegetative Endnetz sollen Lähmungen und Permeabilitätssteigerungen der feinsten Gefäßwandungen ausgelöst werden, wodurch ein Präödem und schließlich ein Ödem im Wundgebiet entwickelt und Gewebsveränderungen im Sinne einer serösen Entzündung hervorgerufen werden. Die „Noxine" werden als regelrechte Antigene angesprochen, die echte an die γ-Globulinfraktion gebundene Antitoxine auf den Plan rufen sollen. Blutveränderungen, Speicherung niedermolekularer basischer Eiweißkörper, Entwicklung von Fermentgiften, Verschiebungen im Elektrolythaushalt, Quellungsvorgänge an den Zellen und schließlich Wundheilungsstörungen sind die Folgen. Wegen des Angreifens der „Noxine" am VNS sollte nach STIEVE eine Dämpfung des VNS auch eine abnorm starke Reaktion auf den Anfall solcher „Noxine" verhindern können, eine vollständige Blockade des VNS dagegen könnte andererseits auch wieder die Gegenregulationen unterbinden.

e) Allgemeinreaktionen und intermediärer Stoffwechsel

Auf die hier genannten, allein schon aus der *Narkosebelastung* abgeleiteten sogenannten *Allgemeinreaktionen des Organismus* und *intermediären Stoffwechselstörungen*, Vermehrung bestimmter Abbauprodukte des Kohlenhydratstoffwechsels, Verschiebung der Eiweißfraktionen, Veränderungen im Säure-Basen-Gleichgewicht des Blutes, Elektrolytverschiebungen, Veränderungen der plasmatischen und corpusculären Anteile des Blutes, Änderungen der inneren und äußeren Atmung, der Stickstoffbilanz und vieles andere soll nicht noch einmal eingegangen werden, da ähnliche Abhängigkeiten nicht nur von der Narkose, sondern auch von der Grundkrankheit und dem Operationsgeschehen an sich sowie von jeder ernsteren Verletzung bekannt sind und ich sie bereits wiederholt kurz angeleuchtet habe. Auch diese Störungen werden heutzutage größtenteils durch eine Entgleisung des VNS bzw. durch Fehlsteuerung erklärt (EISENREICH-DEININGER; KERHULAS-OHLER-WARREN-BELKO). Diese Abwegigkeit wird aus der Vermehrung der „akuten Proteine", der α-Globuline, bei einer vegetativen Gesamtumschaltung geschlossen, die auf dem Wege humoraler Reizung der zentralnervösen Regulationszentren durch postoperativ anfallende endogene Wirkstoffe erfolgen soll. Besonders auffällig ist in dieser Hinsicht bei der Wunddehiscenz eine Minderung der Gewebseiweißkörper. Auch wenn der Gesamtserumproteinwert noch normal erscheint, kann eine latente Hypoproteinämie, ein „Hypoproteinismus", vorliegen, bedingt durch ein Absinken der Albumine bei Steigerung der Globulinfraktion. Der postoperativ einsetzende Albuminsturz trifft zeitlich mit dem Eintritt der Wunddehiscenz zusammen, nämlich zwischen dem 3.—9. Tage p.op. (s. a. HOLDER, KNY, KOTHE). Interessenten finden Hinweise zu weiterem Studium in der Arbeit von BUDICH aus meiner Klinik.

f) Thrombo-Embolie-Problem

Sehr naheliegend ist es, bei aseptischen Wundheilungsstörungen auf die vielerorts angewandte *Thrombo-Embolie-Prophylaxe* zu sprechen zu kommen, zumal die hierzu und therapeutisch verwandten *Anticoagulantien* ebenfalls tief in biologische Vorgänge und Abwehrreaktionen des Organismus eingreifen.

Auch bei diesem Problem steht die Fehlsteuerung im VNS im Vordergrund und an seiner Spitze die zentral beeinflußte Funktion der Nebennierenrinde, was nicht wundernehmen darf, da die Nebenniere phylogenetisch die erste Anhäufung sympathischer Zellelemente darstellt. Die im postoperativen Verlauf bei diesem Ereignis auftretende Hyperprothrombinämie begünstigt in hohem Maße die Ausbildung des gefährlichen Thrombusschwanzes. Physiologischerweise pflegt die Aktivierung des Prothrombins von einer Gegenregulation im fibrinolytischen System gefolgt zu sein, wodurch dann allerdings die Gefahr der überraschenden und meist massiven Lungenembolie heraufbeschworen wird (E. REHN). Auf die Verschiebung der Albumin- und Globulinwerte möchte ich nicht eingehen. Im Wechselspiel zwischen Sympathicus und Parasympathicus erklären SEUL-BERGER und PETERS durch Steigerung der Fibrinolyse einmal die Blutung und die Ruptur der Bauchdecken, das andere Mal, wie REHN, die Thromboembolie als Ausdruck eines erhöhten Parasympathicotonus.

Die capillartoxische Komponente von Dicumarol und die gefäßerweiternde durchblutungsfördernde von Heparin, Thrombocid und Dicumarol legen eine etwaige Summation vasoaktiver Effekte nahe, namentlich in Verbindung mit Antibiotica. MATIS-SCHEELE wollen deshalb darin nicht mehr nur eine ,,Nebenwirkung" sehen. Bekanntlich ist die Wirkung der Dicumarine schwer kontrollierbar. Prothrombinspiegelbestimmung allein genügt nicht. Fragilitätsprüfungen werden außerdem empfohlen von JOHOW-THIES, die vermuten, daß sogar tödliche Blutungen häufiger vorkommen, als berichtet worden sind. Das Auftreten von Wundhämatomen auf Grund der durch Anticoagulantienprophylaxe einwandfreien Störung des Zusammenspiels der thrombogenen Komponenten ist wiederholt beschrieben (FRIEDRICH). Wundheilungsstörungen bei lokaler Anwendung von Heparin sind schon leichter verständlich, doch steht auch hier noch nicht fest, ob eine Mitosehemmung oder eine Störung des Proteinstoffwechsels die Hauptrolle spielt (KLINGENBERG). Wie auf allen Gebieten, so gibt es auch hier gegenteilige Ansichten. So wollen BENDIX-NECHELES durch Heparinisierung ebenso wie TAYLOR-ZIPERMAN durch Dicumarol bei Tieren den Wundheilungsprozeß nicht beeinflußt gesehen haben. Im Prinzip bestätigen die Untersuchungen der Letztgenannten damit die Angaben von SANDBLOM.

Über den Einfluß von *Anticoagulantien* etwa auf dem Wege über Störung der Fibrinogen- und Fibrinbildung sagen meine eigenen Fälle von Wunddehiscenzen gar nichts aus, da ich in meiner Klinik nie eine entsprechende Prophylaxe getrieben habe.

Daß eine Mitwirkung der *Bluttransfusion*, wodurch an sich ja auch die Blutbeschaffenheit trotz Blutgruppengleichheit geändert werden könnte, mit im Spiel sein könnte, ist von vornherein wenig zu erwarten gewesen. Jedenfalls kann ich solches wiederum auf Grund meines eigenen Materials nicht annehmen, da bei mir die operierten Kranken, die keine Wunddehiscenz erlebten, gleicherweise eine Bluttransfusion erhielten. Ebensowenig konnte auch HEINRICH eine Einwirkung auf die Entstehung der Thrombo-Embolie-Krankheit feststellen.

Eine recht interessante Beobachtung verdanken wir LENGGENHAGER: Im Elektronenmikroskop konnte er nachweisen, daß bei *afibrinogenämischen Patienten* die Thrombocyten mehr Pseudopodien erkennen ließen als normale Blutplättchen. Diese sind imstande, unter dem Einfluß der Oberflächenspannung des Wundsekrets miteinander zu verfilzen und einen normalen fibrinhaltigen Thrombocyten-Thrombus zu ersetzen. Hierdurch wird erklärbar, daß bei einem derartig kranken Menschen *ohne eine Spur von Fibrinogen* kleine Wunden sich in bezug auf die Blutung verhalten wie bei einem normalen Menschen. Es ist also augenscheinlich manches auch ohne das VNS zu erklären!

α) *Fibrin*

Weitere Bemerkungen über das *Fibrin*, das eigentliche Wundklebematerial, wären hier am Platze. Wir vermissen es bei allen frischen Wunddehiscenzen meist schon makroskopisch. Ob seine Bildung gehemmt oder die Fibrinolyse gesteigert ist, ist im Einzelfall nicht immer leicht zu sagen, weil sich Wirkung und Gegenwirkung im Organismus rasch ablösen können. Als Tatsache dürften wir auf Grund mehrfacher Versuche hinnehmen, daß unter der Verwendung von Phenothiazinen, wie schon dargelegt, eine Gerinnungshemmung bei gleichzeitiger Steigerung des Antithrombins vorliegt (OSTEN, PERLICK u. a.), die sich jedoch nach Aufhören der Phenothiazinwirkung ins Gegenteil verkehren kann. Abhängigkeit vom Eiweißhaushalt, von der Ernährung, von vegetativen Regulationen und anderes mehr müßte hier besprochen werden. Ich muß die Probleme wenigstens anklingen lassen, weil sie in Beziehung zu Wundheilungsstörungen stehen.

War die bisherige Besprechung der Wundheilungsprobleme zum großen Teil auf Tierexperimente, Schlußfolgerungen daraus für den Menschen und Überlegungen auf Grund klinisch auffallender Erfahrungen abgestellt, so bekommen wir festeren Boden unter die Füße, wenn wir im folgenden uns der Beurteilung der Einwirkungsmöglichkeiten von Sulfonamiden und Antibiotica zuwenden.

g) **Sulfonamide**

Von den Sulfonamiden wissen wir, daß sie wegen ihrer keimspezifischen Wirkung nicht alle Infektionen verhüten (DOMAGK), ja sogar andere, überlebende Bakterien in ihrem Wachstum begünstigen (NIKISCHIN), daß sich resistente Keime unter ihrer Anwendung sogar besonders leicht entwickeln können (TILLMAN, LINDER) und daß schließlich durch Gewebstrümmer, Gewebssäfte und Bakterienprodukte die Wirksamkeit der Sulfonamide unter Umständen völlig ausgeschaltet werden kann. Nach bisherigen Erfahrungen auch anderer wird jedenfalls durch die Sulfonamide das *Ausmaß der primären Infektion*

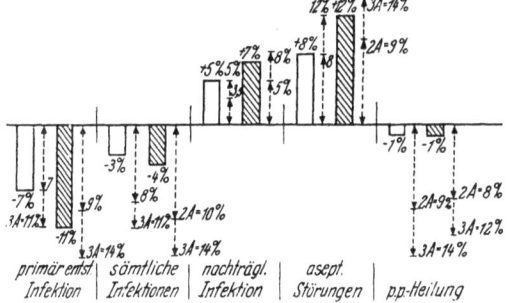

Abb. 6. Änderung des Heilverlaufs durch Prophylaxe mit Sulfonamidpuder bei excidierten Gelegenheitswunden und infektionsgefährdeten Operationswunden gegenüber dem Heilverlauf ohne diese Prophylaxe (525 Gelegenheits-, 435 Operationswunden). ▯ excidierte Gelegenheitswunden, ▨ Operationswunden. 3 A 3fache = mittlere Abweichung (nach FUSS)

etwas gesenkt, doch wird sie keinesfalls ausgeschlossen. Dieser geringe Vorteil wird erkauft durch die *Zunahme aseptischer Störungen.* Der Heilverlauf wird im ganzen nicht gebessert, weil der *Ausbruch der Infektion oft nur verschoben wird,* wie FUSS auf Grund exakter Nachweisung an eigenen 1203 Fällen belegen konnte (Abb. 6). Unberücksichtigt hierbei sind in seiner Statistik die aus diesen Störungen in der ersten aseptischen Phase des Wundverlaufs *nachträglich sich entwickelnden Infektionen*, die sich verständlicherweise nach starker Traumatisierung der Gewebe, insbesondere bei komplizierten Frakturen und bei größeren, länger dauernden Operationen häufen.

Hierauf näher einzugehen, möchte ich mir auch wieder versagen. SCHÜTZ und Mitarbeiter aus der Klinik LINDER haben sich damit näher befaßt und auch FUSS hat sich in seiner Monographie schon damit auseinandergesetzt. Uns interessieren zu unserer Fragestellung im wesentlichen die Ursachen der durch die Sulfonamide in der ersten Phase der Wundheilung hervorgerufenen Gewebsstörungen.

Selbst unter Wegfall der lokalen Reizungen des Puders, nämlich durch *perorale Verabreichung von Sulfonamiden* (z. B. Supronalstöße) ist auf Grund der Fussschen Untersuchungsergebnisse das Endresultat dasselbe: *Abnahme primärer Infektionen und Zunahme aseptischer Störungen*. Der Grund für die Zunahme dieser Störungen soll im wesentlichen im Ausmaß der *Durchblutungsbereitschaft* liegen, die unabhängig von der Art der Einbringung der Mittel sein soll.

Bei *örtlicher Verabreichung* kann es zu vermehrter Bildung von *Hämatomen* und *Seromen* kommen, die bei Wunddehiscenzen nicht selten angetroffen werden, wie oben schon gesagt. Findet auch keine direkte Zellschädigung durch Eiweißfällung statt, auch keine Einwirkung auf Leukocyten und Histiocyten (DOMAGK), so ist es doch vielleicht möglich, daß über die Änderung der physikalischen Konstanten (p_H), gegen die nach HÄBLER die Mesenchymabkömmlinge besonders empfindlich sein sollen, infolge des Eindringens des Puders schwere *Zellschäden bis zu Nekrosen* eintreten (Lit. bei FUSS). Ein Unterschied zwischen excidierten Gelegenheitswunden und infektionsgefährdeten Operationswunden ist hier nicht zu erkennen.

Das hat FUSS bei seinen Vergleichsuntersuchungen von 525 wundexcidierten Gelegenheitswunden und 435 infektionsgefährdeten Operationswunden bewiesen und graphisch dargestellt, wie auf Abb. 6 zu erkennen ist, denn auch hier geht die Verminderung der primären Infektion auf Kosten vor allem einer erheblichen Vermehrung der aseptischen Störungen. Ist die angeführte Vergleichsuntersuchung FUSS' auch nur auf die Sulfonamidprophylaxe ausgerichtet, so trifft nach neueren Berichten und eigenen Erfahrungen diese Feststellung auch für die Antibiotica zu.

h) Antibiotica

Antibiotica zeigen nämlich in ähnlicher Weise bei parenteraler Verwendung z. B. von Penicillin *eine Verminderung der primären Entwicklung von Infektionen*, aber ebenfalls eine *Zunahme aseptischer Störungen*. Auch das ist wiederum von FUSS belegt (Abb. 7). Der Unterschied gegenüber der Prophylaxe mit Sulfonamiden *bei der allerdings wesentlich geringeren Zunahme nachträglicher Infektionen* liegt jedoch offenbar darin, daß die Wundkeime nachdrücklicher geschädigt werden; denn das Penicillin wirkt bekanntlich nicht nur bakteriostatisch wie die Sulfonamide, sondern auch bactericid (HENNEBERG, NIKISCHIN u. a.). Eine etwa auftretende Resistenzvermehrung der Bakterien gegen Penicillin wird aufgewogen durch eine Virulenzabnahme (HENNEBERG), so daß in der Gesamtwirkung ein günstiger Einfluß auf die Infektionen zuzugeben ist. Nach BÖHLER sind örtlich angewandte Sulfonamide und Antibiotica immer schädlich.

Das negative Urteil über die Sulfonamide wie über die Antibiotica bezieht sich nur auf die Prophylaxe, nicht auf die Therapie. Bei Wundheilungsstörungen haben wir es aber überwiegend mit Auswirkungen der Prophylaxe zu tun, und deshalb habe ich ihre Ergebnisse herausgehoben. Die exakt operativ versorgte Gelegenheitswunde ebenso wie die infektionsgefährdete Operationswunde braucht diese Prophylaxe nicht, sie kann in ihrer Heilungstendenz höchstens gestört werden (v. REDWITZ, BÜRKLE DE LA CAMP, v. SEEMEN, BÖHLER, EHALT, HELLNER, BAUMANN, FUSS und viele andere).

Wenn ich aus meinem eigenen Krankengut unter den *infektionsgefährdeten Operationswunden* einmal die am meisten gefährdeten, nämlich die Wunden nach *Dickdarm- und Mastdarmcarcinom-Operationen* herausgreife und ich mich hier wiederum nur auf den Vergleich von erlebten Wunddehiscenzen beschränke, so wird das an diesem Beispiel besonders deutlich (Abb. 4). Dabei bin ich mir bewußt, daß gerade diese Gruppe von Operationswunden mit ihren postoperativen Störungen noch einer großen Reihe von anderen Störungsfaktoren unterliegt, zu denen die Geschwulstkachexie, das hohe Alter (Durchschnittsalter bei meinen Kranken 63 Jahre),

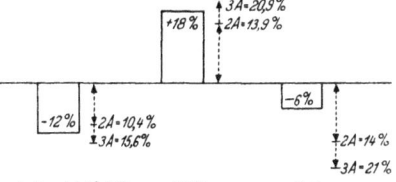

Abb. 7. Änderung in der Häufigkeit der primär entstehenden Infektionen, der aseptischen Störungen und der p.p.-Heilung bei excidierten Gelegenheitswunden durch Penicillin-Prophylaxe gegenüber dem Heilverlauf ohne diese Prophylaxe (200 Fälle). 3 A = 3fache mittlere Abweichung (nach FUSS)

Autointoxikation durch den Gewebszerfall, veränderte Abwehrbereitschaft, Veränderungen des Eiweiß-, Wasser- und Mineralhaushaltes und noch manches andere mehr, insbesondere zusätzliche Schädigung des Vegetativums durch gleichzeitige Narkosevorbereitung mit Phenothiazinkörpern gerechnet werden müssen. Dennoch ist die von mir gebrachte Gegenüberstellung der Zahlen aus den Zeiten ohne und mit Sulfonamid- und Antibioticaprophylaxe im Gesamteindruck so frappant ähnlich der Fussschen Zusammenstellung, daß man die gezogenen Schlußfolgerungen doch wohl zum mindesten diskutieren kann: *Bei mir ebenfalls eine wesentliche Verminderung der primären Wundinfektionen und eine unerwartet hohe Zahl von aseptischen Störungen mit* einer ihrer bedrohlichsten Folgen, nämlich der *Dehiscenz der Laparotomiewunde*. Die einfache tabellarische Anführung der Zahlen (Tab. 1) drückt dieses umgekehrte Verhältnis noch ungleich besser aus als die oben bereits gegebene graphische Darstellung (Abb. 4):

Tabelle 1. *Häufigkeitsverhältnis von Bauchdeckeneiterung und Wunddehiscenz nach Dickdarmcarcinom-Operationen mit und ohne Antibiotica-Prophylaxe*

Bei 227 Fällen *mit* entsprechender Prophylaxe
 nur 11 = 4,85% Bauchdeckeneiterungen,
 doch 24 = 10,57% Wunddehiscenzen;
bei 182 Fällen *ohne* entsprechende Prophylaxe
 hingegen 16 = 8,78% Bauchdeckeneiterungen,
 doch nur 1 = 0,55% Wunddehiscenzen.

Von insgesamt 41 Wunddehiscenzen meiner Klinik innerhalb der letzten 12 Jahre wurden 37 = 90,24% prä- und postoperativ einer langdauernden und hochdosierten antibiotischen Prophylaxe unterzogen, was nebenbei erwähnt sei.

Und unter diesen befanden sich die 25 Dickdarmcarcinom-Kranken mit Wunddehiscenzen, von denen zur antibiotischen Vorbehandlung

6 Patienten Kombinationspräparate von Penicillin und Streptomycin,

5 Patienten Kombinationspräparate von Penicillin und Streptomycin sowie Tetracycline,

8 Patienten nur Tetracycline,

2 Patienten Kombinationspräparate und Tetracycline erhielten.

Bei den restlichen 4 Patienten ist leider die genaue Dosierung nicht mehr festzustellen.

Zu Beginn der Penicillin-Ära verwandten wir dieses Mittel in Dosen von 40000 iE 3stündlich, später allein und in Kombination mit Streptomycin in einer Dosierung von 1—2mal 400000 iE. Streptomycin wurde allein und in Kombination mit Penicillin in einer täglichen Dosierung von 1—1,5 g gegeben. Die jetzt üblichen Kombinationspräparate (Supracillin, Hostamycin, Doublemycin, Fortecillin, Mycitin, usw.) enthalten 500000 iE Penicillin und 500000 iE Dihydrostreptomycinsulfat (= 0,5 g Base), werden also mit 1 Mill. iE pro Dosis verabfolgt. Die den Tetracyclinen zuzuzählenden Präparate (Aureomycin, Terramycin, Achromycin, Tetracyn usw.) haben wir bei intramuskulärer Verabreichung 4—6stündlich in 100 mg, per os in Kapseln 4 × 250 mg gegeben. Die häufig durchgeführte gleichzeitige Verabfolgung von Tetracyclinderivaten und Penicillin-Streptomycin-Kombinationen geschah in gleicher Dosierung. Retrospektiv betrachtet ist das eine verhältnismäßig hochkonzentrierte Darreichung, die jedoch im allgemeinen den damaligen Vorstellungen von der Wirksamkeit der einzelnen Mittel und ihren Kombinationen entsprach, die aber, wie unter anderen HERKEN in einer Sitzung der Berliner Medizinischen Gesellschaft hervorhob, in der Addition der Mittel nicht schon auch ohne weiteres eine Summation ihrer Wirkung bedeutet. Dazu kamen dann eine Zeit lang noch vorbereitende Aristamid-Rectaleinläufe. Weitere Einzelheiten mögen Interessenten der Arbeit von BUDICH entnehmen.

Auf Grund der kritischen Verarbeitung unseres Materials haben wir unser prophylaktisches Vorgehen gründlich abgewandelt, das brauche ich wohl nicht besonders zu erwähnen, doch kann ich über eine Änderung unserer Erfolgsergebnisse noch nicht berichten, da die Beobachtungszeit zu kurz ist. Die Herabsetzung der Infektiosität des Dickdarminhaltes, u. a. von GULEKE als bedeutender Fortschritt in der Dickdarmchirurgie gewertet, hat zweifellos den Bereich der Anzeigestellung zur Operation erheblich erweitert und Erfolge gesichert. Neben der Keimherabsetzung ist es andererseits aber auch zu Störungen wie hämorrhagischen Enterocolitiden infolge völliger Veränderung der Dickdarmflora gekommen. Wir haben sie übrigens bei unseren Dickdarmvorbereitungen nicht erlebt. Für NISSEN ist das mit ein Grund, die Prophylaxe überhaupt abzulehnen. Auch hier liegen sicherlich Reaktionsänderungen vor, die nicht nur die Bakterien betreffen.

Die Verabreichung von Sulfonamiden und Antibiotica, gegebenenfalls in Kombination, kann zweifellose Erfolge erzielen [ZENKER-GROLL bei akuten Appendicitiden in bezug auf Bauchdeckenabscesse, ferner WACHTER sowie WEBER bei urologischen Operationen (zit. nach FUSS)]. Auch unsere Erfahrungen bestätigen dies: So konnten wir den durchschnittlichen Krankenhausaufenthalt unter dieser Vor- und Nachbehandlung bei Dickdarmcarcinomen um 30% abkürzen. Etwaige Wundstörungen aber umgekehrt auf die Unterlassung der Anwendung von Antibiotica zurückzuführen, wie es DOMANIG tut (ebenfalls zit. nach FUSS), dürfte jedoch ebenfalls mit meinen dargelegten Zahlen zu widerlegen sein.

Nach der graphischen Darstellung (Abb. 4) erscheint die ursächliche Wirkung der Antibiotica und Sulfonamide auf die Nahtdehiscenzen bei Colon-Rectum-Carcinom-Operationen eindeutig, sie ist aber dennoch nicht ganz beweisend, denn wenn wir die verschiedenen neuzeitigen Narkosemittel in Betracht ziehen, denen ja auch ein Einfluß auf die Wundheilung zugeschrieben wird, kommt man doch zu dem Ergebnis, daß es sich vielleicht, sofern man nicht den Antibiotica allein die Schuld zuschieben will, um eine Summation von Schädigungen handelt.

Der Einwirkungsmechanismus der verschiedenen Antibiotica wird, wie kaum anders zu erwarten, unterschiedlich beurteilt. Von einer allen gemeinsamen gleichen Wirkung oder gleichen Nebenwirkungen kann nicht die Rede sein. Es ist gänzlich unmöglich, in dieser Schrift auch nur einigermaßen eine Übersicht über die riesig angestaute Literatur zu geben.

Über Aureomycin und Achromycin findet sich eine gute Zusammenstellung der vorliegenden klinischen und experimentellen Unterlagen von VONDERBANK. Auch Merck's „Jahresberichte" geben über die einzelnen Mittel vorzügliche Auskunft.

Vor allem mit den Nebenwirkungen des Penicillins und anderer Antibiotica befaßt sich BLAICH in einer gründlichen Studie. Er kommt zu dem Schluß, daß das Penicillin nicht direkt an der Zelle angreift, wohl aber auf die in den verschiedenen Geweben zur Wirkung kommenden Gewebshormone auf dem Wege über das System Acetylcholin-Cholinesterase und andere ähnliche chemisch-biologische Systeme einzuwirken scheint, wobei ein Zustand geschaffen wird, der einer cholinergischen Reizung entspricht. Da stößt uns zunächst eine *Einflußnahme auf die terminale Strombahn* auf, die heute noch in 80% der mit Penicillin Behandelten nachzuweisen ist und nicht, wie man früher annahm, auf eine Verunreinigung der früheren Handelspräparate bezogen werden kann. Eine Änderung der Durchblutungsgröße und eine *Erhöhung der Durchlässigkeit der Endschlingen der Hautgefäße* tritt im Hautcapillarbild in Erscheinung, ohne daß hierdurch über den Angriffsort des Penicillins an den Gefäßen schon etwas ausgesagt werden könnte. Sowohl Vasokonstriktion wie auch Vasodilatation können auftreten. *Primär* ist dabei eine *Vasokonstriktion* zu beachten, die *von einer Vasodilatation gefolgt* sein kann. BLAICH meint allerdings, daß damit die Vermittlung nervöser Elemente bereits angedeutet sei und auch die Verschiedenartigkeit der Reaktionen *in Abhängigkeit von der vegetativen Ausgangslage* (WILDER) sich ausdrücke, wenn auch andererseits diese Nebenwirkung auf die Gefäße nicht unbedingt auf die Vermittlung nervöser Elemente angewiesen wäre. Nicht unberücksichtigt bleiben darf die Tatsache, auf die vor allem RATSCHOW hingewiesen hat, daß die verschiedenen Gefäßabschnitte unterschiedlich reagieren. Und so zeigen *unter Penicillin*darreichung die *Capillaren häufiger eine Erweiterung, die Arteriolen und Arterien hingegen vorzugsweise eine Verengerung*. Die experimentellen Untersuchungen laufen allerdings noch nicht alle mit den klinischen Beobachtungen kongruent.

Zu berücksichtigen ist weiter die Einwirkung des Penicillins nicht nur auf die Gefäße, sondern auch auf die *Blutzusammensetzung*, meist in Richtung einer Leukopenie und Lymphopenie, auf die *Blutgerinnung* und die *Verkürzung der Blutgerinnungszeit* (GOUDEMAND, SARTORI). Deshalb empfehlen MACHT-FARKAS bei der Anwendung von Antibiotica gleichzeitige Darreichung von Anticoagulantien. Umgekehrt sah BUCHHOLZ eine Permeabilitätssteigerung und Blutungsbereitschaft, ebenso wie FLEMING-FISH nach hohen Dosen die Gerinnungsfähigkeit des Blutes durch Penicillin ganz aufgehoben fanden, was jedoch bei intramuskulärer Anwendung bedeutungslos sein und nur bei örtlicher Wundbehandlung eine Rolle spielen soll. DEARING-MANN-NEEDHAM konnten keine abnorme Blutungstendenz finden. Im allgemeinen werden Nebenwirkungen hämatologischer Art als seltene Zufälle betrachtet (BOCK).

Daß Dicumarol capillartoxisch wirkt und Heparin, Thrombocid und auch Dicumarol eine gefäßerweiternde, durchblutungsfördernde Komponente haben, ist nicht unbekannt; daß aber *durch Kombination dieser Präparate mit Penicillin* eine *Summation vasoaktiver Effekte* eintreten kann, wird dagegen leicht übersehen (MATIS-SCHEELE).

STRÖDER und Mitarbeiter (zit. nach BLAICH) konnten, mit der Reinschen Stromuhr gemessen, lediglich dem Terramycin, nicht aber dem Penicillin, Streptomycinsulfat, Dihydrostreptomycin oder dem Aureomycin eine *Wirkung auf die Gefäße* nachweisen, nämlich im Sinne einer Verminderung der peripheren Durchblutung, womit ja vielleicht gerade dem von uns bei den erlebten Wunddehiszenzen meist verwandten Mittel Terramycin ein gewisser Anteil an ihrem Entstehungsmechanismus zugesprochen werden könnte. Eine auf diese Weise bewirkte schlechtere Durchblutung auch der Operationswunden dürfte, meine ich, nicht ohne Rückwirkung auf die Wundheilung sein.

Darüber hinaus schreibt aber BARNAD (zit. nach BLAICH) einer Reihe von Antibiotica, darunter dem Streptomycin und bestimmten Streptomycin-Derivaten auch eine *ACTH-Wirkung* zu, die das Elektrolytgleichgewicht verändert und zu einer *Aktivierung der Nebennieren* führt, mit Ausschüttung von *Cortison*, das seinerseits wieder eine ganze Reaktionskette innerhalb des intermediären Stoffwechsels nach sich zieht (BEIGLBÖCK, zit. nach BLAICH), vor allem auch eine Bremsung der Entzündungsreaktionen. Doch soll eine Intensivierung der physiologischen Wirkung der Corticosteroide oder des Corticotropins nur eintreten, wenn dem „Stress" vom Organismus nicht mit einer genügenden Reaktion geantwortet wird, was bei den von mir als Modellversuch vorgeführten Dickdarmcarcinom-Kranken ja durchaus möglich sein könnte.

Damit klingen auch in diesem Kapitel über die Hypophyse und die Nebennieren wieder Beziehungen zum VNS an.

Den experimentellen Nachweis einer *Hemmung der entzündlichen Gewebsreaktion* konnte BIJUMIN bei allerdings künstlich infizierten Wunden durch intraarterielle Einbringung von Sulfathiazol-Natrium, von Penicillin oder von beiden kombiniert, in histologischen Schnitten der ausgeschnittenen Wunde erbringen. Hier dürfte es sich nach dem histologischen Ergebnis nicht nur um die Einwirkung auf die Bakterien, sondern doch wohl auch um eine primäre Verzögerung der Gewebsreaktion handeln, die wesentlich geringer war als bei seinen unbehandelten Kontrolltieren. Bei klinischer Beobachtung offen behandelter Wunden unter Antibiotica-Darreichung, parenteral verabfolgt, läßt sich ein ähnlich träges Verhalten der Wunden schon mit bloßem Auge erkennen. Gewöhnlich wird es allerdings nur durch das Ausbleiben oder die Verhinderung starker entzündlicher Reaktionen erklärt.

Nach CRONE-MÜNZEBOCK beruht der nachteilige Einfluß örtlich angewandter Antibiotica-Behandlung auf die Wundheilung darauf, daß die in Puderform verwandten Antibiotica hauptsächlich mit Milchzucker als Trägersubstanz Verwendung finden, der gewebsfremd wirke und seine hydrophile Eigenschaft in dem vermehrten Auftreten von Seromen zu erkennen gebe.

Auch kann es vorkommen, daß Wunden mit größeren Hautdefekten unter äußerer Anwendung von Penicillin und anderen Antibiotica wohl steril werden, aber nicht heilen, was aus denselben Gründen nicht zu verwundern ist (FLOREY, CAIROS und BROWN, zit. nach Merck's Jahresbericht). Die Mittel hemmen vor allem die Granulationsbildung (AXHAUSEN-PALTEN). Im Grunde das gleiche konnte FUSS an seinem Krankenmaterial bei örtlicher Sulfonamidpuder-Prophylaxe belegen: Verminderung der primären Infektion, gleichzeitig aber Steigerung der Wundheilungsstörung und dadurch wieder auch Vermehrung der nachträglichen Infektion.

CRECELIUS beschreibt *Spontanfrakturen nach akuter Osteomyelitis unter örtlicher Anwendung von Penicillin* und führt dieses Ereignis ursächlich darauf zurück, daß durch das Penicillin zwar die Periostitis beherrscht werde, diese aber dann auch als zeitlich erster Knochenersatz ausfalle. Hier ebenfalls eine Hemmung der entzündlichen Reaktionen im mesenchymalen Keimgewebe anzunehmen, liegt also gar nicht so fern.

Die Nebenwirkungen der Antibiotica werden von einer Reihe von Autoren als Folge gestörten *Vitamin-Stoffwechsels*, und zwar als Vitaminmangelerscheinung, gedeutet, der hervorgerufen wird durch den Ausfall der im Darm an der Vitaminsynthese in erheblichem Maße beteiligten Bakterien (REINWEIN, SCHROEDER, SCHNEIDER, ROSENKRANZ, STANGL). Er soll durch reichliche Zufuhr von Vitamin C, B_1 und Pantothensäure ausgeglichen werden können. Bei örtlicher Penicillinanwendung wird die granulationshemmende Wirkung durch Gaben von Ascorbinsäure aufgehoben (RAUCH).

Zusammenfassend läßt sich also *für die Antibiotica* feststellen, daß neben den erwarteten und glücklicherweise meist eindeutigen Erfolgen sich *auch unerwünschte Nebenerscheinungen bei der Wundheilung* zeigen. Ich habe nie einsehen können, daß ein Mittel, das auf zellige Lebewesen, wie es die Bakterien ja sind, selektiv bis zum Absterben einwirken soll, auf die Zellen des Wirtskörpers, die ja alle mehr oder weniger ebenfalls davon betroffen werden, ohne jeden Einfluß bleiben soll. Bei der *Tiefenantisepsis* (MORGENROTH, KLAPP) mit Vuzin, Rivanol und anderen Akridinderivaten und ebenso einer Reihe von anderen Substanzen waren diese Gedankengänge und Erfahrungen nicht zuletzt ja auch der Grund, daß sie wieder aus unserem therapeutischen Arzneischatz verschwanden. Es scheint doch fast so, als ob in Analogie zur Tiefenantisepsis auch durch die Antibiotica eine starke Entzündungshemmung ausgelöst wird, die sich auf die cellulären Vorgänge erstreckt und dadurch Wundheilungsstörungen im Gefolge hat. Die Gefahr einer vor allem durch Breitspektrum-Antibiotica hervorgerufenen Hypo- oder gar Avitaminose möchte ich persönlich nicht so hoch veranschlagen, da sie wenigstens für unsere Fragestellung der Wundheilungsstörungen nicht so sehr in Frage kommt, weil sie sich zu spät auswirkt.

Jedenfalls ist die *Indikation für die Verabfolgung von Antibiotica* ganz streng abzustecken. Man darf andererseits aber auch nicht von einem Extrem ins andere fallen und das Kind mit dem Bade ausschütten: Wir wollen hoffen und wünschen, daß es bald gelingt, durch weitere Entwicklung dieser Spezialmittel sie der schädlichen und unerwünschten Nebenwirkungen möglichst zu entkleiden. Denn die Mittel haben zweifellos große Vorteile, derer wir uns heute nicht ohne weiteres begeben wollen und dürfen. Daß auch ein günstiger Einfluß auf die Infektion der Operationswunde bei Carcinomkranken nachzuweisen ist, der aber erkauft wird mit dem nachteiligen Einfluß auf die Wundheilung, dürfte ich auch durch meine Zahlen deutlich gemacht haben.

Die weitere Forschung hat ihr Augenmerk nicht nur auf die Mittel selbst zu richten, sondern auch die kranken Menschen zu erfassen. Handelt es sich bei diesen Kranken vielleicht um besondere Reaktionstypen, vegetativ besonders gefährdete Typen, wie sie z. B. STEPHAN an meiner Klinik mittels elektrodermatographischer Untersuchungen unterscheiden konnte? Oder wie sonst ist es zu erklären, daß, glücklicherweise allerdings, nur eine kleine Auswahl unserer operierten Kranken von dem bedrohlichen Ereignis der Wunddehiszenz betroffen wird? Ich schnitt diese Frage oben schon einmal in anderem Zusammenhang an.

Der in letzter Zeit wiederholt gehörten *Warnung vor allzu freigebiger Prophylaxe* mit diesen Mitteln (LINDER, KRAUTWALD, BÖHLER, BÜRKLE DE LA CAMP, FUSS, v. REDWITZ, FISCHER) muß ich mich auf Grund der wiedergegebenen Erfahrung anschließen, obwohl ich die Vorbereitung der als Modellfälle genommenen Dickdarmcarcinom-Operationen an meiner Klinik den bis dahin in Geltung gewesenen allgemeinen Ansichten, auch hinsichtlich der Dosierung, angepaßt hatte. Als Folge unserer Beobachtungen kann ich zur *Darmvorbereitung vor Operationen* nur noch Mittel empfehlen, die ausschließlich im Darminneren wirken und nicht durch Resorption Wirkungen im Gesamtorganismus oder an anderer Stelle verursachen können. Nach den bislang vorliegenden Erfahrungen dürfte das nur vom Neomycin, Bacitracin und der Vereinigung beider im Nebacetin behauptet werden bzw. nachgewiesen sein. Aber auch diese Mittel sind nicht gleichgültig, weil sie durch die Bakterienbeseitigung im Darm die enterale Vitaminsynthese stören und dadurch zu schwerer Hypo- und sogar Avitaminose Anlaß geben können.

Wir verstehen nun auch nach Schilderung der Hemmung der Entzündung durch verschiedene neuzeitige Mittel (Phenothiazine, Curare, Antibiotica und Sulfonamide, ACTH und Cortison), daß die aseptische, wenn auch infektionsgefährdete Bauchdeckenwunde bei einigen unserer Carcinomkranken dehiszent werden *konnte*, nicht aber die damit auf den ersten Eindruck hin offenbar in Widerspruch zu stehen scheinende Erfahrungstatsache, daß dahingegen die bei denselben Kranken im allgemeinen weniger aseptische und oft infizierte, von mir jedenfalls immer drainierte *Sacralwunde* trotz, ja vielleicht *gerade wegen der nie ausbleibenden Infektion nie aufging*. Selbst das zusätzliche Einstreuen von Sulfonamiden in die Sacralwunde vermochte nicht, die hier vorhandenen Entzündungsreaktionen *so* abzuschwächen, daß es zu ähnlich fatalen Wundheilungsstörungen wie an der Bauchdeckenwunde kam. Gerade die Steigerung der an dieser Stelle örtlich begrenzten Entzündung übertönt augenscheinlich hier die Gewebslähmung durch die Antibiotica, so daß die durch sie veranlaßte Verlangsamung der Heilungsvorgänge noch rechtzeitig wieder ins Gegenteil verkehrt wird. Anders kann ich mir dieses unterschiedliche Verhalten zweier gleichzeitig gesetzter Wunden bei demselben Menschen unter auch sonst gleichen inneren und äußeren Bedingungen nicht erklären. Mit der mechanisch-dynamischen Beanspruchung der Bauchdecke ist es jedenfalls, wie ich schon dargelegt habe, nicht zu begründen, zumal die Kranken ja auf der Sacralwunde liegen und diese dadurch unter viel schlechtere Heilungsbedingungen gesetzt wird.

Auszugsweise sollen darum noch einige gerade mit technischen Belangen in Verbindung zu bringende Fragestellungen zum Thema ganz kurz besprochen werden.

i) Technische Belange

Mit der *Technik der Bauchdeckennaht* haben die Chirurgen sich von jeher ernstlich befaßt. Da aber bei *jeder Art von Bauchschnitt* und bei *jeder Art von Nahttechnik*, auch bei den sogenannten durchgreifenden Nähten, wie schon 1905 MADELUNG berichtet hat, sowie bei *jeder Art von Nahtmaterial* — ob Catgut, Seide, Kunststoff oder gar Draht verwandt wird, ist von untergeordneter Bedeutung — nach übereinstimmendem Urteil der Weltliteratur eine Wunddehiscenz auftreten kann, ist der Grund hierfür in anderen Faktoren zu suchen. Wer das Aufgehen der Bauchdeckennaht hierauf zurückführen will, was man immer mal wieder liest, macht sich die Kritik doch wohl etwas zu leicht. Gerade in dieser Beziehung möchte ich hervorheben, daß die Mehrzahl der Bauchdeckendehiscenzen an meiner Klinik von mir erstoperiert worden ist, was mit der inneren Struktur meines Krankenhausbetriebes zu begründen ist, daß meine Operationstechnik Jahrzehnte hindurch gleichgeblieben ist und daß dennoch in den letzten Jahren dieses Geschehen sich ganz auffällig häufte. Im übrigen glaube ich, mit meinen Ausführungen triftigere Gründe dafür bekanntgegeben zu haben.

k) Elektrothermische Schädigungen

Wundheilungsstörungen durch elektrisches Schneiden und Coagulieren sind unumstritten. In Parallelversuchen stellte sich BARON die Defektverkleinerung von scharf ausgeschnittenen Wunden gegenüber der Wundsetzung mit elektrischem Messer um bis zu 14 Tage verkürzt dar. Qualitativ und quantitativ verschlechtert sich die Wundheilung mit der stärkeren Stromeinstellung infolge der mehr oder minder tief greifenden Coagulationsnekrosen. Damit dürfte die Ungeeignetheit des elektrischen Messers im Hautbereich unter Beweis gestellt sein, weil aus diesen nekrobiotischen Gründen die Hautwundränder gar nicht miteinander verheilen können. Die Anwendung des elektrischen Messers ausschließlich in tiefen Schichten, z. B. Muskulatur, ist für die oberflächliche Wundheilung trotz gleichbleibender Bedingungen praktisch nur von Nachteil bei gleichzeitiger thermischer Schädigung des Subcutangewebes. Nur bei offen zu lassenden Wunden ist der Elektroschnitt von Vorteil, weil die Gewebsspalten, Capillaren und Lymphbahnen durch die eintretende Coagulation schlagartig verschlossen, dadurch die Wunde abgeriegelt und die Resorption von Zerfallsstoffen und Bakterien aus dem Wundgebiet herabgedrückt werden (TAMMANN). Die meisten werden wohl heute kaum noch von diesem Verfahren, außer bei Schnitten an parenchymatosen Organen, Gebrauch machen, auch wenn v. SEEMEN sich in einer Diskussion kürzlich noch zu einer Ehrenrettung desselben meldete; übrigens wollte er selbst schon 1932 in seiner Monographie vor allem die Bauchschnitte aus der Indikation herausgenommen wissen. Ich habe bei den von mir erlebten Wunddehiscenzen von dem elektrischen Messer keinen Gebrauch gemacht.

l) Talkumschäden

Unter den nichtinfektiösen Störungen der Wundheilung, im Vergleich zu den klinisch bedrohlichen Wunddehiscenzen meist allerdings relativ bedeutungslos, gehören, ebenfalls durch die moderne Entwicklung der Chirurgie bedingt, *Talkum-Puder-Granulome*, die zu Fadeneiterungen führen, ja unter Umständen durch ausgedehnte Adhäsionen abdominale Erscheinungen, Enteritiden vortäuschen können, wegen ihrer Chronizität eine Tuberkulose erwägen lassen. Das Talkum gelangt durch Abstreifen von der Oberfläche der Gummihandschuhe oder bei deren Platzen in die Gewebe. Auch darüber gibt es eine Reihe von Arbeiten, die vor allem als Charakteristikum in feingeweblichen Schnitten die Silicatkristalle eingelagert in den Granulomen erwähnen: Talkum ist nämlich ein wasserhaltiges Magnesiumsilicat, zu welchem noch etwa 9% Calciumcarbonat und 7,6% Magnesiumcarbonat kommen (SAXEN und TUOVINEN; EISEMAN, SEELIG und WOMACK; EBERL, GEORGE, MAY JR. und HENDERSON; SEELIG; ROSS und LUBITZ; RÖSSLE; GOLDENBERG). Wunddehiscenzen hierdurch sind mir nicht bekannt geworden, auch wohl kaum zu erwarten — eben weil es sich um Entzündungsreaktionen handelt.

m) Andere Ursachen der Wundstörung

Wenn ich in dieser kleinen Studie die *Hemmung* der Heilentzündung als Ursache der Wunddehiscenz bei Laparotomiewunden in den Vordergrund gestellt habe, so muß ich, um nicht einseitiger Betrachtung bezichtigt zu werden, noch einmal und mit allem Nachdruck betonen, daß selbstverständlich eine ganze Reihe anderer Ursachen nach wie vor hierfür in Frage kommen.

Da ist in erster Linie die *Wundinfektion* zu nennen, obwohl, wie ich nochmals unterstreichen muß, eine Infektion der Bauchdeckenwunde nur selten mal zu einer Wunddehiscenz im Sinne der eingangs gegebenen Begriffsdefinition führt, vielmehr so gut wie immer wenigstens die Peritonealnaht hält und höchstens die äußeren Bauchdeckenschichten auseinanderweichen, so daß es vor allem nicht zu einer Eventration kommt. Das mußte ich auch Herrn SCHAUTZ in der Diskussion auf dem Chirurgenkongreß 1958 entgegenhalten. Schon MADELUNG hatte die geringe Rolle der Wundeiterung richtig eingeschätzt und HOFSTÄTTER, der darüber weitere Zahlen aus der Literatur bringt, erwähnt, daß er selbst bei schwer entzündeten Adnexen, Pyosalpingen usw. ebenfalls niemals ein Aufgehen der Bauchwunde beobachtete. Selbst eine Peritonitis gibt nur selten einen Anlaß hierzu.

Postoperative *Fasciennekrosen*, meist auf zu scharfes Knüpfen der Fäden zurückgeführt, *mangelhafte Blutstillung*, *fortschreitende Hautgangrän*, früher als „Hospitalbrand" gefürchtet, *Fasciennekrose bei Diabetes* werden in der älteren Literatur häufiger als Ursachen angegeben und in der neueren kaum noch erwähnt.

3. Seltenere Formen der Wunddehiscenz

Wiederholte Wunddehiscenzen sind beschrieben, doch äußerst selten (Lit. bei HOFSTÄTTER). Ich habe keine erlebt. Bei „nicht heilen wollenden Wunden" und bei nur oberflächlichem Auseinanderweichen der Wundschichten sollte man, vor allem wenn kein Serom sich entleert hat — bei eiternden Wunden liegen andere Verhältnisse vor —, auch an *Artefacte* denken.

Kreuzbeinwunden, Scheidenwunden können gleichfalls aufgehen und Darm vorfallen lassen, wie aus der Literatur hervorgeht. Über das unterschiedliche Verhalten der Sacral- und der Bauchdeckenwunde bei meinen Dickdarmcarcinomoperationen habe ich meine Ansicht oben schon vorgetragen.

An den *Gliedmaßen* ist die Wunddehiscenz eigenartigerweise wenig beobachtet, gelegentlich aber erlebt man sie auch hier; man ist dann allerdings meist geneigt, sie auf mechanische Ursachen. Stoß. Schlag, Scheuern auf der Unterlage oder dergleichen zurückzuführen.

Ganz besonders selten sind auch Wunddehiscenzen nach *Thoraxoperationen*. die aber besonders gefährlich sind, weil sie fast immer tödlich enden.

Ein besonderer Fall, wie ich ihn aus der Literatur nicht kenne, der sich erst während der Niederschrift bei uns ereignete, betraf eine *zweifache Wunddehiscenz an verschiedener Stelle:* Einmal nach Lendenschrägschnitt zur Sympathektomie und 2 Jahre später nach einem Rippenrandschnitt zur Cholecystektomie wegen Steinen. Wie aus der Indikation zur Sympathektomie hervorgeht, handelt es sich bei diesem Kranken allerdings um einen Mann mit schwerer Angiitis obliterans. so daß bei der generalisierten Ausdehnung dieses Leidens auch in anderen Körperabschnitten und Geweben mit trophischen Störungen aus demselben Grunde zu rechnen ist und hierin die Ursache für das fatale zweimalige Ereignis zu suchen ist. Außerdem ist dieser Mann jener Gruppe von Vegetativ-Labilen zuzuzählen, die besonders zu Komplikationen im postoperativen Verlauf prädestiniert ist, was in diesem besonderen Falle allein schon mit der nachgewiesenen Ganglienzellveränderung in seinem exstirpierten Grenzstrang zu beweisen ist. Das Vegetativum dieser Kranken reagiert ganz offensichtlich anders als beim Durchschnittskranken. Ich bin auf diese Beziehungen an anderer Stelle dieser Arbeit ausführlicher eingegangen.

4. Therapie bei Wunddehiscenzen
a) Operative Maßnahmen

Auffallend ist, daß bei der *Wiederholungsnaht nach Wunddehiscenzen*, vorausgesetzt, daß keine Eiterung vorgelegen hat, die Wundheilung dann in der Mehrzahl der Fälle glatt und reizlos erfolgt, auch wenn, bei mir ebenso wie bei anderen. auf eine Schichtnaht verzichtet und nur in größeren Abständen mit alle Schichten durchgreifenden Seidennähten der Bauch wieder geschlossen wurde. Warum ist das so ? Auch darüber gibt es eine größere Literatur, über die bei SOKOLOV und HOFSTÄTTER nachgelesen werden kann. Meine persönliche Meinung darüber ist folgende.

Zunächst einmal *unser operatives Vorgehen bei der Wunddehiscenz:* Wir frischen die aufgegangene Wunde nur oberflächlich durch Abschaben mit großem scharfen Löffel an, wie auch SOKOLOV empfohlen hat. Nie werden die einzelnen Wundschichtränder mit dem Messer ausgeschnitten, oft wird überhaupt nichts gemacht. sondern nur, wenn möglich, das Peritoneum besonders genäht. Die einzelnen Schichten werden großzügig mit Knopfnähten wieder vereinigt und oft überhaupt nur mit wenigen durchgreifenden Seidennähten der Bauch geschlossen, vor allem. wenn die Kranken kollabiert sind. Bei den seltenen Fällen von Eiterung wird im oberen und unteren Wundwinkel am besten aus verschiedenen Wundschichten heraus drainiert, sonst alles dicht vernäht. Vor allem werden die vorgefallenen

Darmschlingen ungesäubert en bloc reponiert, höchstens etwa vorhandene dicke Fibrinbeläge und selbstverständlich Verbandstoffreste vorsichtig abgezogen; denn die Fibrinauflagerung bedeutet noch keine Peritonitis, sie ist vielmehr eine vorzügliche Schutzmaßnahme des Organismus. Darm- oder Netzresektionen haben wir nie für nötig gehalten. Eine Excision der Wundränder verzögert die Heilung der wiedervernähten Wunde ganz eindeutig, hebt jedoch die Heilungstendenz nicht ganz auf, das haben SAVLOV, DUMPHY und ANDERSON in ihren Experimenten nachweisen können.

Doch warum heilen diese Fälle, wenn nicht eine ausgesprochene Peritonitis bereits bei der Wiederholungsnaht vorliegt, dann meist glatt? Auch darüber gibt es einige Mutmaßungen in der Literatur, die ich auch meinen mit PLENGE (1937) gemeinsam angestellten experimentellen Untersuchungen über die „Callusbeeinflussung durch Fraktur-Rekonvaleszentenserum (FRS)" zugrunde gelegt habe und die auf der Vorstellung fußen, daß bei der Knochenbruchheilung ebenso wie bei der Weichteilwundheilung der Heilungsvorgang sich im wesentlichen in 2 Phasen vollzieht, in denen wir das plastische Stadium von dem Differenzierungsstadium unterscheiden. Es wäre vielleicht denkbar, daß, entsprechend den Theorien von BIER, HABERLANDT u. a., hier bei der Wundruptur die offenbar gestörte plastische Phase durch die Wunddehiscenz einen gewaltigen neuen Reiz erfährt und nun unter geänderten Bedingungen in „normaler Weise" in die Differenzierungsphase übergehen kann, zumal alle übrigen Schädigungen, die ich oben als mögliche Ursachen der gestörten Heilung anführte, wie langdauernde Vorbereitung, Chemo- und Antibioticaprophylaxe und -therapie, komplizierte Narkoseverfahren und neuere Narkosehilfsmittel, rein aus Zeitnot fortfallen, jedenfalls sich nicht wiederholen, da die Dehiscenzen sofortige Hilfe verlangen.

Dazu kommt als weitere Begründung, die ich auch Herrn MAYER auf dem letzten Chirurgenkongreß auf seine Diskussionsfrage bezüglich der meist glatten Heilung bei der Sekundärnaht gegeben habe, daß wir eben andere biologische Verhältnisse antreffen, als wie sie zur Ausbildung der Wunddehiscenz in Frage kommen: Die Wunddehiscenz entwickelt sich, wie eingangs schon geschildert, schleichend, oft über mehrere Tage hin, so daß eine entzündliche Reaktion in Gang gesetzt und die Gewebslähmung — oder wie sonst man die durch letzten Endes immer noch unbekannte Faktoren histologisch nachgewiesene Reaktionslosigkeit nennen will — umgewandelt wird.

b) „Prophlogistische" Mittel

Aus rein theoretischen Überlegungen heraus, die ich oben (S. 26 ff.) anstellte, wäre die Anwendung von *prophlogistischen Hormonen*, vor allem von DOCA (Desoxycorticosteronacetat), in Erwägung zu ziehen *bei drohender Dehiscenz*. Doch woran läßt sich diese Gefahr erkennen? Klinische Kennzeichen dafür gibt es nicht. Ein auch äußerlich reaktionsloser Heilverlauf sollte ja die Regel bei allen Wundheilungen sein. Und die in dieser Beziehung „gefährdeten" Kranken bieten ja keine Besonderheiten, sondern stellen glücklicherweise eine Ausnahme von der Regel dar. Vielleicht bringt uns die weitere Beobachtung und Aussonderung von vegetativ besonders labilen und darum „gefährdeten" Kranken in dieser Hinsicht weiter. Einstweilen jedoch ist die routinemäßige Verabreichung dieses

Mittels nicht zu verantworten, was ich ebenfalls schon sagte, da es in seiner Wirkungsweise nicht eindeutig genug gerichtet ist. Hier liegt noch ein Forschungsfeld brach.

5. Sterblichkeit nach Dehiscenz der Bauchdeckenwunde

Wie schwerwiegend Wundheilungsstörungen und insbesondere das Ereignis der Wunddehiscenz auch heute noch sind, geht mit erschreckender Deutlichkeit aus der Sterblichkeit bei dieser hervor. Ja, es scheint sogar, nach HOFSTÄTTERs Zusammenstellung, seit MADELUNGs Bericht der tödliche Ausgang der Eventrationsfälle eindeutig zugenommen zu haben. Während MADELUNG im Jahre 1905 22,3% Todesfälle errechnete, fand SOKOLOV 1932 bereits 34%, JENKINS 1937 35%, und HOFSTÄTTER bringt 1952 eine Statistik von 20 Autoren mit über 40%.

Der Grund für die Zunahme der Todesfälle ist meiner Meinung nach, und darin stimme ich mit HOFSTÄTTER überein, im wesentlichen wohl in der mit der fortschreitenden Technik gegen früher ganz erheblich weiter gestellten Operationsindikation im allgemeinen zu suchen, wodurch vor allem Ursachen, die in der Kachexie und in dem zunehmenden Alter unserer Kranken ihren Grund haben, neben den neuzeitig bedingten Schadensmöglichkeiten, die den eigentlichen Anlaß für diese Arbeit abgaben, in den Vordergrund treten.

Wenn ich zum Abschluß die in dieses Sondergebiet gehörigen Todesfälle aus meiner eigenen Klinik bringe, so könnte leicht ein falsches Bild entstehen, wenn ich nicht noch einmal hervorheben würde, daß es sich bei meinen 25 Wunddehiszencen, die ich hier vor allem zugrunde gelegt habe, um Carcinomträger mit einem Durchschnittsalter von 63 Jahren handelt, deren Leben ohne chirurgisches Eingreifen ganz sicher über kurz oder lang verwirkt gewesen wäre. Ich bringe sie in der folgenden kleinen Tabelle mit Zeitangabe des Todeseintritts und der Todesursache:

Tabelle 2. *Letalität der 25 Patienten, die nach Eingriffen wegen einer malignen Neubildung an Colon oder Rectum eine Wunddehiscenz erlitten, die durch Sekundärnaht versorgt werden mußte*

Es starben 16	davon innerhalb			insgesamt
	einer	zwei	drei und mehr Wochen	
an Kreislaufversagen . . .	2	2	3	7
Pneumonie	—	—	2	2
Lungenembolie	—	1	1	2
Herzinfarkt	1	—	—	1
Peritonitis	2	1	—	3
Kachexie	—	—	1	1
	5	4	7	16

Von diesen Todesfällen dürften die nach 3 und mehr Wochen nach der Wunddehiscenz erfolgten wohl kaum noch dieser zur Last zu legen sein, zumal keine unmittelbar aus der Bloßlegung der Eingeweide herzuleitenden Todesursachen, wie Peritonitis, sich darunter befinden. Auffallend ist gegenüber früheren Statistiken, daß auch in den ersten 2 Wochen nur drei Kranke einer Peritonitis erlegen sind. Die Spättodesfälle dürften wohl, ohne in den Verdacht einer Schönfärberei zu kommen, den Auswirkungen des Grundleidens zuzuschreiben sein.

Mit dieser Einschränkung beträgt die Letalität bei meinen 25 Wunddehiscenzen nach Laparotomien wegen Dickdarmcarcinoms

9 = 36% (mittlerer statistischer Fehler $\pm$ 7,3%), d. h. also als eigentliche Folge der Wunddehiscenz,

und ohne diese Einschränkung

16 = 64% (mittlerer statistischer Fehler $\pm$ 7,3%), d. i. insgesamt, einschließlich anderer Auswirkungen des Grundleidens.

V. Schlußbemerkungen

Die Aktualität des Themas dürfte allein schon aus der Tatsache hervorgehen, daß im Anschluß an meinen Hauptvortrag auf dem Deutschen Chirurgenkongreß 1958 4 größere Vorträge, 4 Diskussionsvorträge sowie 5 Diskussionsbemerkungen vorgesehen waren. Mit Wundheilungsstörungen hat nämlich jeder Chirurg zu rechnen. Sie sind meiner Meinung nach häufiger, als sie mitgeteilt werden.

Daß sich jeder gern nur von seiner besten Seite zeigt, liegt in der menschlichen Eitelkeit nur zu sehr begründet. Wenn aber einer, wie ich, seit fast genau 40 Jahren am Operationstisch steht, davon über 28 Jahre verantwortlich an derselben Stelle, so sollte sich daraus nicht nur die Berechtigung, sondern die Verpflichtung ergeben, auch einmal aus der Schattenseite chirurgischen Fortschritts zu berichten, zumal gern bei Bekanntwerden neuer Mittel und Wege die anfänglich oft begeisterte Zustimmung leicht unkritisch werden läßt. So scheinen mir gerade durch die breite Anwendung einiger neuzeitiger Mittel, wie insbesondere Phenothiazine, Curare, Sulfonamide und Antibiotica, ACTH und Cortison unter bestimmten Umständen die normalen biologischen Reparationsvorgänge bei der Wundheilung gestört werden zu können.

Jeder Rückschlag zwingt uns zu weiterer Forschung und Beobachtung. In diesem Sinne soll die vorliegende Studie auch nur ein Versuch sein, zur Klärung der vielen offenen Probleme der Wundheilung und ihrer Störungen beizutragen.

VI. Literatur

ALRICH, E. M., I. P. CARTER and E. P. LEHMANN: The effect of ACTH and Cortison on wound healing. An experimental study. Ann. Surg. **133**, 783 (1951). — ARIEL, J. M.: The internal balance of plasma protein in surgical patients. Surg. Gynec. Obstet. **92**, 405 (1951). — AXHAUSEN, W., u. H. PALTEN: Zur lokalen Antibioticatherapie. Zbl. Chir. **82**, 942 (1957). BALL, H.: Über Wundbehandlung und Störungen der Wundheilung im Unfallkrankenhaus Wien. Münch. med. Wschr. **1955**, 1251. — BALL, H., u. G. VOSSIUS: Tierexperimentelle Untersuchungen über die Wundheilung unter dem Einfluß von Phenothiazinderivaten. Langenbecks Arch. u. Dtsch. Z. Chir. **281**, 513 (1956). — BARLETT: New Engl. J. Med. **226**, 469 (1942); zit. nach BENDIX u. NECHELES. — BARON, H.: Die Bedeutung des Bindegewebes für die Wundheilung. Langenbecks Arch. u. Dtsch. Z. Chir. **261**, 482 (1949). — BARON, H.: Zum Problem des spezifischen Effektes in der Wundbehandlung. Ärztl. Forsch. **4**, 596 (1950). — BARON, H.: Über Dosierungsprobleme in der Elektrochirurgie. Langenbecks Arch. u. Dtsch. Z. Chir **284**, 554 (1956). — BAXTER, H., C. SCHILLER, J. WHITESIDE and R. F. STRAITH: The influence of Cortisone on skin and wound healing in experimental animals. Plast. Reconstr. Surg. **7**, 24 (1951); ref. Z. org. Chir. **120**, 319. — BENDIX, R. M., and H. NECHELES: Wound healing and heparin, using heparin deposits. Surgery **26**, 799 (1949). — BÉNITTE, A.: Naunyn-Schmiedebergs Arch. exp. Path. Pharmak. **222**, 20 (1954). — BEYER, G.: Die Winterschlafbehandlung in ihrer Wirkung auf die entzündlichen Reaktionen der Gewebe. Chirurg **27**, 275 (1956). — BIER, A.: Beobachtungen über Regeneration beim Menschen. Dtsch. med. Wschr. **1917**—19 (20 Abhandlungen). — BIJUMIN, I. S.: Die intraarterielle Injektion von Arzneimitteln bei frischinfizierten Wunden. Chirurgija **1952**, H. 7, 51 (russ.); ref. Z. org. Chir. **128**, 32. — BLAICH, W.: Wirkung der Antibiotica, insbesondere des Penicillin, auf das vegetative Nervensystem und das Endokrinium. Antibiotica et Chemotherapia, Fortschr. **1**, 276 (1954). — BLOCK, W.: Vegetative Reaktionen nach Sympathicus-Operationen. Langenbecks Arch. u. Dtsch. Z. Chir. **287**, 657 (1957). — BLOCK, W.: Aktuelle Fragen bei Störungen der Wundheilung. Langenbecks Arch. u. Dtsch. Z. Chir. **289**, 42, 145 (1958). — BLOCK, W., u. K. PLENGE: Kallusbeeinflussung durch Fraktur-Rekonvaleszentenserum (FRS). Langenbecks Arch. klin. Chir. **190**, 365 (1937). — BOCK, H. E.: Wichtige hämatologische Nebenwirkungen bei der Chemo- und Antibiotika-Therapie. Arzneimittel-Forsch. **2**, 405 (1952). — BODE, F.-F.: Unsere Erfahrungen mit Sulfonamiden und Antibiotica in der Chirurgie des Colon- und Rectumcarcinoms. Inaug.-Diss. Berlin 1958. — BÖHLER, L.: Wundbehandlung und Störungen der Wundheilung. Münch. med. Wschr. **1955**, 1247. — BÖHLER, L.: Diskussion Chir. Kongr. 1955. Langenbecks Arch. u. Dtsch. Z. Chir. **282**, 75 (1955). — BRANDENBERG, R.: Handschuhtalk in Operationswunden und in der Bauchhöhle. Nord. Med. **47**, 456 (1952); ref. Z. org. Chir. **129**, 19. — BRANDIS, H. J. v.: Klinische Demonstration zur Behandlung großer Bauchnarbenbrüche mit Kutisplastik nach REHN. Zbl. Chir. **75**, 785 (1950). — BRUNNER, C.: Wundbehandlung. II. Aufl. N. Dtsch. Chir., Bd. 20. Stuttgart: F. Enke 1926. — BUCHHOLZ, H. N.: Z. Geburtsh. **1955**, 180. — BUDICH, H.-G.: Die Abhängigkeit der postoperativen Wundruptur vom Vegetativum unter besonderer Berücksichtigung der Phenothiazineeinwirkung. Inaug.-Diss. Berlin 1958. — BÜRKLE DE LA CAMP, H.: Der derzeitige Stand der Behandlung der Gelegenheitswunde. Hefte Z. Unfallheilk., H. **43**, 11 (1951). — BÜRKLE DE LA CAMP, H., u. K. HARTMANN: Wunde und Wundinfektion in: BÜRKLE DE LA CAMP u. ROSTOCK: Handbuch der gesamten Unfallheilkunde, 2. Aufl. I, 202. Stuttgart: F. Enke 1954. — BUTTAFARRI, G.: Azione dell'ormone follicolare siutetico sul precesso di guaridione delle ferite cutanee. Med. sper. Arch. ital. **11**, 104 (1942); ref. Z. org. Chir. **110**, 18.

CHEYMOL, J., J. DE LEEUW u. J. OGER: Was hat man von der pharmakodynamischen Hypophysektomie durch Chlorpromazin zu halten? C. R. Soc. Biol. **148**, 1213 (1954). — CRECELIUS, G.: Über gehäuftes Auftreten von Spontanfrakturen nach der akuten, hämatogenen Osteomyelitis. Inaug. Diss. Berlin 1954. — CRONE-MÜNZEBROCK, A.: Örtliche Antibioticabehandlung und ihre Auswirkung auf die Wundheilung. Verh. Dtsch. Chir. Kongr. 1958. Langenbecks Arch. u. Dtsch. Z. Chir. **289**, 685 (1958).

DEARING, W. H., F. D. MANN and G. M. NEEDHAM: The prothrombin and the intestinal bacteria of patients being prepared with terramycin for surgery of the bowel. Proc. Staff. Meet. Mayo Clin. **27**, 84 (1952); ref. Z. org. Chir. **127**, 17. — DEBASI, E.: Wundheilung unter Heftplasterverband. Arch. klin. Chir. **161**, 117 (1930). — DEKLEINE, E. H.: Observations on the effect of cortisone on wound healing and scar formation. Plast. Reconstr. Surg. **9**, 473 (1952); ref. Z. org. Chir. **130**, 290. — DERRA, E.: Der heutige Stand der Anaesthesieverfahren in der Chirurgie. Langenbecks Arch. u. Dtsch. Z. Chir. **267**, 231 (1951). — DOMAGK, G.: Die Grundlagen der Sulonamidtherapie unter besonderer Berücksichtigung der Bedürfnisse in der Chirurgie. Chirurg **1941**, 433. — DOMAGK, G.: Med. u. Chem. Abhandlungen aus d. Med.-chem. Forsch.-Stätten d. I.G.-Farben Ind. Berlin, Verlag Chemie **1942**, 82. — DOMAGK, G.: Zbl. Chir. **1943**, 1627; **1947**, 58. — DOMAGK, G.: Dtsch. med. Wschr. **1943**, 379; **1947**, 6; **1952**, 1591. — DOMAGK, G.: Über die experimentellen Grundlagen der Chemotherapie bakterieller Infektionen mit Sulfonamiden und verwandten Substanzen unter besonderer Berücksichtigung der Anwendung in der Chirurgie. Langenbecks Arch. u. Dtsch. Z. Chir. **264**, 102 (1950). — DRESCHER, H.: Über den Platzbauch. Zbl. Gynäk. **71**, 57 (1949).

EBERL, J. J., W. L. GEORGE, L. F. MAY JR. and J. HENDERSON: Comparative evaluations of the effects of talcum and a new absorbable substitute on surgical gloves. Amer. J. Surg. **75**, 493 (1948). — EISEMAN, B., M. G. SEELIG and N. A. WOMACK: Talcum powder granuloma: a frequent and serious postoperative complication. Ann. Surg. **126**, 820 (1947). — EISENREICH, F. X., u. H. DEININGER: Über das postoperative Verhalten der Plasmaeiweißkörper. Langenbecks Arch. u. Dtsch. Z. Chir. **269**, 425 (1951).

FINDLEY JR., CH. W., and E. L. HOWES: The effect of edema on the tensile strength of the incised wound. Surgery **91**, 666 (1950). — FISCHER, H.: Über Nebenwirkungen von Antibiotica. Münch. med. Wschr. **1956**, 913, 951. — FLEMING, H., u. W. FISH: Ref. Dtsch. med. Wschr. **1947**, 65. — FRIEDRICH, H. W.: Komplikationen bei der Thrombosetherapie und Prophylaxe mit Anticoagulantien. Ärztl. Wschr. **1951**, 966. — FROMME, A.: Die Bedeutung der Vitamine für die Chirurgie. Arch. klin. Chir. **189**, 240 (1937). — FROMME, A.: Grundsätzliches zum Regenerations- und Transplantationsproblem. Langenbecks Arch. u. Dtsch. Z. Chir. **270**, 349 (1951). — FUSS, H.: Zur Prophylaxe mit Supronal- bzw. Penicillinstößen bei der Versorgung der Gelegenheitswunde. Bruns' Beitr. **187**, 204 (1953). — FUSS, H.: Die Bedeutung der exakten Statistik in der Frage der Sulfonamidprophylaxe. Langenbecks Arch. u. Dtsch. Z. Chir. **274**, 121 (1953). — FUSS, H.: Über das Verhalten von aseptischer Störung und Infektion bei der Wundprophylaxe mit Sulfonamidpuder. Langenbecks Arch. u. Dtsch. Z. Chir. **280**, 112 (1954). — FUSS, H.: Häufige Fehler bei der ersten Wundversorgung. Dtsch. med. Wschr. **1954**, 569, 636. — FUSS, H.: Möglichkeiten und Grenzen der Wundprophylaxe. Stuttgart: F. Enke 1955. — FUSS, H.: Über das Verhalten von aseptischer Störung und Infektion bei der Prophylaxe der excidierten Gelegenheitswunde mit Supronal-, Penicillin- und Supracillinstößen. Langenbecks Arch. u. Dtsch. Z. Chir. **288**, I (1958).

GAZA, W. VON: Der Stoffwechsel im Wundgewebe. Bruns' Beitr. **110**, 347 (1917). — GAZA, W. VON: Wundphysiologie und Wundbehandlung. Bruns' Beitr. **142**, 669 (1928). — GEBELE, H.: Die Laparotomie und ihre Nachbehandlung. N. Dtsch. Chir., Bd. 38. Stuttgart: F. Enke 1927. — GEOGHEGAN, T., and B. E. BRUSH:, Relationship of corticotropin (ACTH) to the healing of gastrointestinal anastomose. Arch. Surg. **70**, 871 (1955). — GERHART, A., u. H. SCIOR: Über die Häufigkeit der Ruptur von Laparotomiewunden. Zbl. Chir. **83**, 730 (1958). — GÖBEL, F. M.: Dystrophie und Wundheilung. Langenbecks Arch. u. Dtsch. Z. Chir. **282**, 147 (1955). — GÖPFERT, H., W. RAULE u. R. FREY: Beobachtungen über die alveoläre CO_2-Konzentration und den respiratorischen Stoffwechsel nach Einwirkung muskelerschlaffender Mittel. Anaesthesist **1953**, 4. — GOHRBANDT, E.: Die Bedeutung des zugrunde gehenden körpereigenen Eiweißes für die Chirurgie. Langenbecks Arch. u. Dtsch. Z. Chir. **282**, 51 (1955). — GOLDENBERG, B.: The biology and pathology of the granulation tissue in separative surgery. Plast. Reconstr. Surg. **8**, 29 (1951); ref. Z. org. Chir. **130**, 16. — GOUDEMAND: Ref. Kongreßzbl. inn. Med. **161**, 10 (1955). — GREEN, H. N., H. B. STONER, J. J. WHITHELEY and D. EGLIN: The effect of trauma on the chemical composition of the blood and tissues of man. Clin. Sci. **8**, 65 (1949). — GUGGENHEIM: Die biogenen Amine. Basel 1951. — GULEKE, N.: Grundlagen der modernen Dickdarmchirurgie. Arch. klin. Chir. **276**, 488 (1953). — GUTH, G., u. G. ZORN: Die Bedeutung der Plasma- und Blutvolumenbestimmung für die Operationsvorbereitung. Zbl. Chir. **82**, 296 (1957).

HABELMANN, G.: Noxine in Experiment und Klinik. Leipzig: G. Thieme 1948. — HANKE, H.: Innere Sekretion und Chirurgie. Berlin: J. Springer 1937. — HARTENBACH, W.: Untersuchungen über das Reaktionsvermögen des Organismus vor und nach einer operativen Belastung. Teil I: Der operative Stress und seine Auswirkung. Münch. med. Wschr. **1956**, 433. — HARTENBACH, W., u. H. OTTO: Untersuchungen über das Reaktionsvermögen des Organismus vor und nach einer operativen Belastung. Teil II: Der präoperative Stress zur Beurteilung der Operationsfähigkeit. Münch. med. Wschr. **1956**, 476. — HARTZELL, J. B., J. H. WINFIELD u. J. L. IRVIN: Plasma, Vitamin C und Serumproteinspiegel bei Fällen mit aufgehender Wunde. J. Amer. med. Ass. **116**, 669 (1941); ref. Z. org. Chir. **103**, 388. — HEGEMANN, G.: Standardmethode zur Beurteilung des Wundverlaufes. Langenbecks Arch. u. Dtsch. Z. Chir. **264**, 168 (1950). — HEGEMANN, G.: Untersuchungen über die Bedeutung einiger Allgemeineinflüsse auf den Wundheilungsprozeß. Klin. Wschr. **1950**, 158. — HEGEMANN, G.: Experimentelle Studie über die Bedeutung und die Ursachen der Wundkontraktion bei der Wundheilung. Bruns' Beitr. **180**, 229 (1950). — HEGEMANN, G., u. R. LEUTSCHAFT: Röntgenspektrographische Untersuchungen über Kollagenstrukturen bei der Wundheilung. Klin. Wschr. **1951**, 665. — HEGEMANN, G., F. TRAUT u. L. v. WALLENSTERN: Untersuchungen über tierische Wundhormone. Langenbecks Arch. u. Dtsch. Z. Chir. **266**, 515 (1950). — HEINRICH, F.: Die Entstehung thromboembolischer Komplikationen. Bruns' Beitr. **194**, 350 (1957). HENNEBERG, G.: Dtsch. Gesundh.-Wes. **1947**, 133. — HESSELTINE, H. CLOSE, and G. P. BOHLENDER: Closure and subsequent care of obstetric and gynecologie abdominal wound disruptions. Surgery **9**, 40 (1941). — HEUSSER, H.: Eiweißprobleme in der Chirurgie. Helv. chir. Acta **22**, 394 (1955). — HÖFS: Zur Frage der Keloidentstehung. Dermat. Wschr. **125**, 361 (1952). — HOFSTÄTTER, R.: Das Aufplatzen frischer Laparotomiewunden. Wien: W.

Maudrich 1952 (Lit.!). — HOLDER, E.: Wunde und Operation in ihrer Beziehung zum Eiweiß- und insbesondere zum Aminosäurestoffwechsel. Langenbecks Arch. u. Dtsch. Z. Chir. **289**, 59 (1958). — HORMIA, A. u. M.: Effect of chlorpromazine and reserpine on woundhealing in the white rat. Ann. med. exp. biol. Fenn. **35**, 150 (1957).

IRMER, W.: Vergleichende Kreislauf- und Stoffwechseluntersuchungen in Barbituratnarkose mit und ohne Dämpfung der vegetativen Reizübertragung durch Vorgabe von Promethazin und Chlorpromazin am Hund. Langenbecks Arch. u. Dtsch. Z. Chir. **283**, 129 (1956). — IRMER, W.: Referat der Arbeiten von HARTENBACH u. Mitarb. Z. org. Chir. **144**, 150.

JOHOW, R., u. H. A. THIES: Über Dicumarinintoxikation. Med. Klin. **1950**, 1161.

KEKWICK, A.: Protein deficiency in surgical patients. Ann. Roy. Coll. Surg. **7**, 390 (1950). — KERHULAS, A. A., R. OHLER, R. WARREN and J. S. BELKO: Activity of megakaryocytes in the postoperative state. Blood **6**, 945 (1951). — KERN, E.: Die Praxis der künstlichen Blutdrucksenkung nach zwei Jahren klinischer Erfahrung. Anaesthesist **3**, 225 (1954). — KIRSCHNER, M Die Chemotherapie chirurgischer Infektionskrankheiten. Chirurg **1961**, 443. — KLINGENBERG, H. G.: Der Einfluß des Heparins auf die Wundheilung. Arzneimittel-Forsch. **2**, 120 (1958). — KNY, W.: Der Einfluß von Methionin und Cystin auf die Wundheilung (Tierexperimentelle Untersuchungen). Langenbecks Arch. u. Dtsch. Z. Chir. **289**, 125 (1958). — KOBAK, M. W., P. BENDITT, R. W. WISSLER and C. H. STEFFEE: The relation of protein defenaiency to experimental wound healing. Surgery **85**, 751 (1947). — KOOTZ, F., u. Mitarb.: Z. ges exp Med. **121**, 202 (1953). — KOTHE, W.: Die Äthiologie der Nahtdehiszenz nach Laparotomie. Langenbecks Arch. u. Dtsch. Z. Chir. **289**, 687 (1958). — KRAUTWALD, A.: Kritik der antibiotischen Therapie. Zbl. Chir. **81**, 1540 (1956). — KUCHER, R., u. K. STEINBEREITHNER: Verringerung des Operationsrisikos durch potenzierte Anaesthesie, pharmakologische Hibernation und künstlichen Winterschlaf. Anaesthesist **2**, 196 (1953). — KUHLGATZ, G.: Wunddehiszenz nach Laparotomie. Langenbecks Arch. u. Dtsch. Z. Chir. **277**, 373 (1953). — KUHLGATZ, G.: Virchows Arch. path. Anat. **327**, 53 (1955).

LABORIT, H.: Réaction organique à l'aggression et choc. Paris: Masson et Cie. 1952. — LABORIT, H.: L'hibernation artificielle. Anaesthesist **1**, 19 (1952). — LABORIT, H.: Betrachtungen über die Entwicklung infektiöser Prozesse im „künstlichen Winterschlaf". Dtsch. med. J. **1953**, 381. — LAUBER, H.-J.: Vitamine und Wundheilung. Bruns' Beitr. **158**, 293 (1933). — LENGGENHAGER, K.: Warum bluten kleine Wunden beim afibrinogämischen Patienten nicht verlängert? Schweiz. med. Wschr. **1953**, 334. — LEVENSON, S. M., F. R. BIRKHILL and D. F. WATERMAN: The healing of soft tissue wounds; the effect of nutrition anemia and age. Surgery **28**, 905 (1950). — LINDENSCHMIDT, TH. O.: Das Eiweißproblem in der Chirurgie. Langenbecks Arch. u. Dtsch. Z. Chir. **265**, 302 (1950). — LINDER, F.: Zur pathologischen Physiologie in der Chirurgie. Langenbecks Arch. u. Dtsch. Z. Chir. **273**, 128 (1953). — LINDER, F.: Kritik der antibiotischen Therapie. Zbl. Chir. **81**, 1554 (1956). — LINDER, F.: Nebenwirkungen der Antibiotica in der Chirurgie. Chirurg **1955**, 7. — LOCALIO, S. A., J. CHASSIN and J. W. HINTON: Tissue protein depletion. A factor in wound disruption. Surgery **86**, 107 (1948). — LOCALIO, S. A., J. CHASSIN and M. MACKAY: The effect of stress, the adrenal and the pituitary on healing. Amer. J. Surg. **91**, 521 (1956). — LÖFSTRÖM, B., and B. ZEDERFELD: Effects of induced hypothermia on wound healing. An experimental study in the rabbit. Acta chir. scand. **112**, 152 (1957). — LÖFSTRÖM, B.: Wound healing after induced hypothermia. II. An experimental investigation of the impotance of intravascular aggregation of blood cells. Acta chir. scand. **113**, 272 (1957). — LÖHR, W.: Über Allgemeinreaktion des Körpers bei der Wundheilung nichtinfizierter Wunden und inkomplizierter Frakturen. Dtsch. Z. Chir. **183**, 1 (1923). — LUTZEYER, W.: Wundheilung durch lokale Anwendung der einfachen Aminosäure Glykokoll. Ärztl. Wschr. **1951**, 32.

MACHT, D. J., and R. FARKAS: Aureomycin and blood coagulation. Science **110**, 305 (1949); ref. Z.org. Chir. **123**, 268. — MADELUNG, O.: Über den postoperativen Vorfall von Eingeweiden. Verh. dtsch. Ges. Chir. **34**, 168 (1905). — MAJOR, H.: Wundheilung und Gewebseiweißverarmung. Langenbecks Arch. u. Dtsch. Z. Chir. **273**, 869 (1953). — MARCHAND, F.: Der Prozeß der Wundheilung. Dtsch. Chir. **16**, 187 (1901). — MATIS, P., u. J. SCHEELE: Zur Vasoaktivität der Antikoagulantien. Wien. klin. Wschr. **1953**, 102. — MAYER, A., u. H. DRESCHER: Schweiz. med. Wschr. **16**, 361 (1949). — MCCORRISTON, J. R., and G. G. MILLER: Practical espects of fluid and elektrolyte balance. Canad. Med. Ass. J. **66**, 237 (1952). — Merck's Jber. über die Jahre 1943—1956, Jg. 57—69. Merck, Darmstadt. — MOLLER, K. O.:

Pharmakologie als theoretische Grundlage einer rationellen Pharmakotherapie. Basel: Benno Schwabe & Co. 1953.

Nikischin, J.: Grundsätze der Chemotherapie der chirurgischen Infektionen. Chirurg 1952, 56.

Osten, W.: Prophylaxe der Phlebothrombose. Ärztl. Wschr. 1956, 152.

Pasqualini, R. O.: Prevención y tratamiento del stress quirúrgico. Prensa méd. argent. 1952, 3118; ref. Z.org. Chir. 131, 12. — Perlick, E.: Regulationen der Gerinnungsfaktoren im Verlaufe des Winterschlafes und der potenzierten Narkose. Langenbecks Arch. u. Dtsch. Z. Chir. 279, 799 (1954). — Perlick, E., O. Diesner und F. Flemming: Gerinnungsfaktoren und neuro-vegetatives System. Z. ges. inn. Med. 1955, 480.

Rauch, S.: Die granulationshemmende Wirkung bei lokaler Penicillinapplikation, ihr Wesen und ihre Verhütung. Dtsch. med. Wschr. 1949, 863. — Rauch, S.: Zur Chemie der Wundheilung. Langenbecks Arch. u. Dtsch. Z. Chir. 266, 448 (1950). — Redwitz, E. von: Klinische Erfahrungen mit der Anwendung der Chemotherapie in der Chirurgie. Langenbecks Arch. u. Dtsch. Z. Chir. 264, 124 (1950). — Rehn, E.: Die allgemeine Wirkung der Operation in fortschreitender Erkenntnis. (Problem der corticodiencephalhormonalen Einheit.) Langenbecks Arch. u. Dtsch. Z. Chir. 265, 406 (1950). — Rehn, E.: Prophylaxe und Behandlung von Thrombose und Embolie. Langenbecks Arch. u. Dtsch. Z. Chir. 270, 17 (1951). — Rehn, J.: Gedanken zur Hypoproteinämie in der Chirurgie. Langenbecks Arch. u. Dtsch. Z. Chir. 275, 676 (1950). — Rehn, J.: Chirurgische Gesichtspunkte bei der Verwendung von ACTH und Cortison. Langenbecks Arch. u. Dtsch. Z. Chir. 269, 314 (1951); 278, 229 (1954). — Reimers, K., u. H. Winkler: Experimentelle Untersuchungen zur Wundheilung und ihre Beeinflussung durch ,,Acidose" (saure Kost). Dtsch. Z. Chir. 241, 313 (1933). — Rieder, W.: Gefäßmechanik und Wundheilung. Arch. klin. Chir. 130, 360 (1924). — Rössle, R.: Über, die chronische Entzündung von Geweben durch Talk infolge ärztlicher Maßnahmen. Ärztl. Wschr. 1950, 233. — Rössler, H.: Neuere Erkenntnisse über die Biologie der Mesenchymerkrankungen und ihre praktische Bedeutung für die Orthopädie. Beilageheft Z. Orthop. 86 (1955). — Röttgen, W.: Der künstliche Winterschlaf in der Neurochirurgie. Zbl. Neurochir. 1954, 211. — Roost, W.: Die Stickstoffbilanz als Ausdruck der Muskelveränderungen nach Trauma. Z. Unfallmed. u. Berufskrkh. (Zürich) 44, 50 (1951).— Rosenkranz, K. A.: Über die Verwendung komplexer Vitaminpräparate in der Chirurgie. Dtsch. med. Wschr. 1956, 2093. — Ross, W. B., and J. M. Lubitz: Talc-granuloma. A survey of its incidence and significance. Ann. Surg. 130, 100 (1949). — Rostock, P.: Die Wunde. Berlin: W. de Gruyter u. Co. 1950.

Sandblom, Ph.: Acta chir. scand. 90, 93 (1944); zit. nach Taylor u. Ziperman. — Sandblom, Ph.: Wundheilungsprobleme, mit Reißfestigkeitsmethoden untersucht. Langenbecks Arch. u. Dtsch. Z. Chir. 287, 469 (1957). — Sartori, C.: Praxis der Antikoagulantien-Therapie. Medizinische 1955, 1026. — Savlov, E. D., J. E. Dumphy and M. A. Anderson: The healing of the disrupted and resutured wound. Surgery 36, 362 (1954). — Saxen, A., and P. J. Tuovinen: Experimental and clinical observation on granulomas caused by talc and some other substances. Acta chir. scand. 96, 131 (1947). — Schaumkell, K. W.: Über die Peroxydase-Aktivität in verschiedenen Rattenorganen nach Gaben von N-(3'-Dimethyl-amino)-Propyl-3-Chlorphenothiazin (Megaphen Bayer). Klin. Wschr. 33, 282 (1955). — Schautz, R.: Über die Beeinflußbarkeit der Mesenchymreaktion beim Heilungsverlauf eines örtlichen Gewebsschadens. Langenbecks Arch. u. Dtsch. Z. Chir. 288, 171 (1958). — Schautz, R.: Der Einfluß des Cortisons und der Phenothiazine auf die Mesenchymreaktion und die Heilung eines örtlichen Gewebsschadens im Tierexperiment. Langenbecks Arch. u. Dtsch. Z. Chir. 289, 126 (1958). — Schmitt, H. W.: Wirkung der Phenothiazine bei einer homoioplastischen Hauttransplantation. Chirurg 28, 447 (1957). — Schneider, E.: Die Vitamine in der Chirurgie. Stuttgart: F. Enke 1937. — Schreier, K., u. H. L. Karch: Über den Einfluß von chirurgischen Eingriffen auf den Aminosäurenstoffwechsel. Langenbecks Arch. u. Dtsch. Z. Chir. 280, 516 (1955). — Schroeder, H., u. M. Fuchs: Antibiotica und Vitaminstoffwechsel. Klin. Wschr. 1955, 278. — Schütz, W., H. Göpel u. G. Rücker: Zur Bakteriologie und Prophylaxe der Wundinfektionen. Langenbecks Arch. u. Dtsch. Z. Chir. 289, 136 (1958). — Seelig, M. G.: The talcum powder evil. Amer. J. Surg. 76, 272 (1948). — Seemen, H. v.: Diskussion. Chir. Kongr. 1955. Langenbecks Arch. u. Dtsch. Z. Chir. 282, 78 (1955). — Seemen, H. v.: Allgemeine und spezielle Elektrochirurgie. Berlin: J. Springer 1932. —

SELBACH, C. u. H.: Phenothiazinwirkung und somato-psychische Dynamik. Nervenarzt **27**, 145 (1956). — SELYE, H.: Stress General Adaptationssyndrom Montreal, Canada, 1949. — SELYE, H.: Das allgemeine Adaptationssyndrom als Grundlage für eine einheitliche Theorie der Medizin. Dtsch. med. Wschr. **1951**, 965, 1001. — SEULBERGER, P., u. H. PETERS: Zur Nahtdehiszenz von Laparotomiewunden. Chirrug **23**, 296 (1952). — SOKOLOW, S.: Aufplatzen der Bauchwunde nach Laparotomie mit Eventration bzw. Freiliegen der Eingeweide. (Auf Grund eines Materials von 723 Fällen.) Erg. Chir. u. Orthop. **25**, 306 (1932) (Lit.!). — STANGL, E.: Schweiz. Apoth.-Ztg. **1949**, 305; ref. Merck's Jb. **63**, 425. — STANLEY, M.: Surgery **28**, 5 (1950). — STEPHAN, H. J.: Vergleichende elektrodermatographische Untersuchungen nach Sympathicus- und anderen Operationen hinsichtlich vegetativer Funktionen. Dtsch. med. J. **1956**, 702. — STIEVE, R.: Weitere Beobachtungen über den Einfluß verschiedener Narkosearten auf die Ganglienzellen des autonomen Nervensystems und die Leber. Zbl. Chir. **80**, 649 (1955). — STIEVE, R.: Über die Anwendung des B-Vitaminkomplexes in der Vor- und Nachbehandlung nach Operationen. Zbl. Chir. **80**, 204 (1955). — STIEVE, R.: Weitere Beobachtungen über die Wundheilung nach Operationen. Zbl. Chir. **81**, 1025 (1956). — STROHMAYER: Naunyn-Schmiedebergs Arch. exp. Path. Pharmak. **222**, 86 (1954).

TAMMANN, H.: Wundheilung unter besonderer Berücksichtigung der neueren Ergebnisse. Bruns' Beitr. **157**, 73 (1933). — TAYLOR, F. W., and H. H. ZIPERMAN: Effect of dicumarol on wound healing. Amer. J. Surg. **80**, 113 (1950). — THIES, H. A.: Zur Steuerung dicumarinbedingter Gerinnungsverzögerungen. Langenbecks Arch. u. Dtsch. Z. Chir. **273**, 320 (1952). — THORSEN, G.: Influence of dextran p_H on tensile strength of healing wounds. Acta chir. scand. **100**, 422 (1950). — TILMANN, O.: Diskussionsbemerkung. Hefte Unfallheilk. **43**, 60 (1952).

VONDERBANK, H.: Aureomycin und Achromycin. Arzneimittelforsch., 6. Beiheft. Aulendorf: Editio Cantor 1956.

WAHLE, H.: Tierexperimentelle Untersuchungen zur Genese des postoperativen Platzbauches. Inaug.-Diss. Freiburg 1957. — WEBER, W.: Experimentelle Untersuchungen über das Problem der Wundheilung bei Salamandra maculosa Laur. Roux' Arch. Entwicklungsmech. **149**, 528 (1957). — WEISSBECKER, L.: Probleme des Hypophysen-NNR-Systems. Berlin: Springer 1953. — WILLENEGGER, H.: Das Dextran im Rahmen der Blutersatzfrage. Helv. chir. Acta **17**, 302 (1950).

ZÄNGL, A.: Der heutige Stand der Vor- und Nachbehandlung von Operierten. Ärztl. Forsch. **5**, I, 345 (1951). — ZETTLER, F.: Erfahrungen mit der potenzierten Narkose und dem künstlichen Winterschlaf. Münch. med. Wschr. **1953**, 1295.

GPSR Compliance

The European Union's (EU) General Product Safety Regulation (GPSR) is a set of rules that requires consumer products to be safe and our obligations to ensure this.

If you have any concerns about our products, you can contact us on

ProductSafety@springernature.com

In case Publisher is established outside the EU, the EU authorized representative is:

Springer Nature Customer Service Center GmbH
Europaplatz 3
69115 Heidelberg, Germany

www.ingramcontent.com/pod-product-compliance
Lightning Source LLC
Chambersburg PA
CBHW051612100426
42873CB00019B/432